Jeffrey A. Strakowski

Introduction to Musculoskeletal Ultrasound
Getting Started

肌肉骨骼超声基础
入门篇

编　著　〔美〕杰弗里·A.斯特拉科威斯基

主　译　刘红梅

副主译　易文鸿　周美君　熊　燃

天津出版传媒集团

天津科技翻译出版有限公司

著作权合同登记号:图字:02-2017-201

图书在版编目(CIP)数据

肌肉骨骼超声基础.入门篇/(美)杰弗里·A.斯特
拉科威斯基(Jeffrey A. Strakowski)编著;刘红梅主
译.—天津:天津科技翻译出版有限公司,2018.6
　书名原文:Introduction to Musculoskeletal
Ultrasound:Getting Started
　ISBN 978-7-5433-3842-5

　Ⅰ.①肌… Ⅱ.①杰… ②刘… Ⅲ.①肌肉骨骼系统
-超声波诊断　Ⅳ.①R680.4

中国版本图书馆 CIP 数据核字(2018)第 108674 号

The original English language work:
Introduction to Musculoskeletal Ultrasound, first edition ISBN:9781620700655
by Jeffrey A. Strakowski MD
has been published by:
Springer Publishing Company
New York, NY, USA
Copyright © 2016. All rights reserved.

授权单位:Springer Publishing Company, LLC.
出　　版:天津科技翻译出版有限公司
出 版 人:刘 庆
地　　址:天津市南开区白堤路 244 号
邮政编码:300192
电　　诂:(022)87894896
传　　真:(022)87895650
网　　址:www.tsttpc.com
印　　刷:北京建宏印刷有限公司
发　　行:全国新华书店
版本记录:787×1092　16 开本　11.5 印张　300 千字
　　　　　2018 年 6 月第 1 版　2018 年 6 月第 1 次印刷
　　　　　定价:98.00 元

(如发现印装问题,可与出版社调换)

感谢我的家人——丹妮尔、南森、德文和汉娜的爱、支持与宽容,也感谢我的住院医师们,他们的学习热情激发了本书的创作。

杰弗里·A.斯特拉科威斯基

主译简介

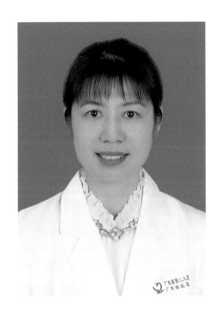

刘红梅,医学博士,广东省第二人民医院超声科学科带头人,主任医师,教授,博士生导师。曾就读于第一军医大学临床医学专业,毕业后一直从事超声医学影像工作,至今已 20 年,擅长肌骨、浅表、血管、女性不孕症的超声诊疗技术。在南方医科大学第三附属医院(广东省骨科研究院、广东省骨科医院)工作期间,担任中国肌骨超声培训基地华南区负责人,在广东省内率先开展成人和小儿肌骨运动系统超声,并与临床合作,利用肌骨超声开展疼痛介入微创治疗。主办多项国家级、省级继续教育项目,并入选广东省专业技术人才知识更新工程示范项目,每年培训省内外肌骨超声专项技术进修生 10 余名,为广东省乃至华南地区推广肌骨运动系统超声技术、培养肌骨超声业务骨干起到了很好的作用。参与国家卫生和计划生育委员会能力建设和继续教育中心组织编写的《超声医学专科能力建设专用初级教材(肌骨超声分册)》,先后主持国家自然科学基金项目 3 项、省部级科研课题 7 项,发表学术论文近百篇,其中 SCI 论文 10 篇。任国家卫生和计划生育委员会超声医学专科能力建设项目专家委员会委员、中国超声医学工程学会肌骨超声专业委员会副主任委员、中国医师协会超声分会浅表器官超声专业委员会委员、广东省医师协会超声医师分会副主任委员、广东省医学会超声医学分会常务委员、广东省超声医学工程学会常务理事、广东省康复医学会运动与创伤康复分会常务理事等职。

译者名单

主　译　刘红梅

副主译　易文鸿　周美君　熊　燃

译　者(按姓氏汉语拼音排序)

陈伟文　广东省第二人民医院

何燕妮　广东省第二人民医院

邝玉媚　南方医科大学第三附属医院

李　捷　南方医科大学第三附属医院

李素淑　广东省第二人民医院

林惠健　南方医科大学第三附属医院

刘　赛　广东省第二人民医院

刘红梅　广东省第二人民医院

石佳瑶　广东省第二人民医院

唐亚群　珠海市人民医院

熊　燃　广东省第二人民医院

易文鸿　广东省第二人民医院

周美君　广东省第二人民医院

中文版前言

1958 年,K.T.Dussik 首次对关节声像图表现的描述奠定了肌肉骨骼超声的基础。2010 年,欧洲肌肉骨骼放射学会超声分委员会制订了《肌肉骨骼超声技术指南》。近十余年来,随着超声技术及图像分辨率的不断提高,肌肉骨骼超声技术的发展日新月异。肌肉骨骼超声具有分辨率高、无创、实时、便捷等优势。超声引导下的介入治疗提高了操作安全性和精准性,因此,肌肉骨骼超声的临床应用也越来越受到关注。

但在与广大同仁交流的过程中我们发现,有不少超声医师提到最初接触肌肉骨骼超声时,对图像理解感到困惑、难以识别解剖结构的问题。在超声诊断和教学过程中,我们阅读了本书,认为其作为入门书籍,无论是对于超声医师,还是康复医师、骨科医师,都能为他们在开展肌肉骨骼超声、掌握操作技巧以及识别超声图像时提供参考和指导,这也是我们把本书翻译为中文版的初衷。

本书主要介绍了超声基本理论及成像原理、仪器调节、图像优化、常见伪像,以及肌肉、肌腱、神经及周围其他组织的成像特点。通过大量图像和病例,重点阐述了肌肉骨骼系统结构的图像构成和特点、检查方法、常见病变,以及如何在超声引导下开展介入治疗等,有助于读者快速理解肌肉骨骼系统结构声像,掌握肌肉骨骼超声检查技术。

由于肌肉骨骼超声的应用还需要检查者具备一定的解剖学基础及临床运动医学知识,我们建议结合一些相关的专业书籍进行配套学习,更加系统、全面地掌握这项技术。希望本书的出版对学习肌肉骨骼超声技术的医师能有所裨益,提供入门参考。

非常感谢广东省第二人民医院超声科的陈伟文、何燕妮、李素淑、刘赛、石佳瑶、熊燃、易文鸿和周美君医师,南方医科大学第三附属医院超声医学科的邝玉媚、李捷、林惠健医师以及珠海市人民医院的唐亚群医师,这些专业医师为本书的翻译和校对工作付出了辛苦的劳动。由于本人经验有限,难免出现翻译欠妥及疏漏之处,希望读者予以批评指正,在此不胜感激!

广东省第二人民医院

2018 年 4 月

前 言

在过去十年里，高频超声作为肌肉骨骼系统的一种成像方式迅速得到普遍应用。技术进步促使图像分辨率不断提高，并使其应用更加广泛。超声对提高诊断敏感性以及动态引导介入手术的安全性和准确性都有重要作用，从而使其在肌肉骨骼诊所中的应用不断增加。

尽管肌肉骨骼超声技术正在普及，但其标准化培训尚未被列入大多数住院医师的培训计划。多年来，有资质的讲师数量逐渐增加，使得住院医师和医学生有机会接受肌肉骨骼超声的正规指导。对其应用价值的逐渐认识，也让超声检查助手受到更多的肌肉骨骼超声培训。

撰写本书旨在说明和讲授开始把超声应用于肌肉骨骼诊断中所需的基本技能和基础知识。我的住院医师和参加过课程培训已开始尝试临床应用的医师们常担心的一个问题是，尝试应用的过程非常艰辛。他们经常提及，学习操作设备所需要的技巧以及获取和理解图像显得过于艰难，并且许多现有的课程和书籍对于初学者来说都显得太高深了。

编写本书的目的是给那些肌肉骨骼超声技术入门者提供一个简化的方法。其中包括深入了解超声仪器控制件的使用和功能、常用术语、获取和优化图像及正确的扫查技术。此外还提供了识别各种肌肉骨骼组织、常见伪像、异物和包块的声像图表现，以及介入超声的基础知识。还讨论了进一步提升技能和实际应用的原则。各章包含了简要的教学概念，也运用了大量插图以帮助理解。

看到大家对这一领域的兴趣增加是令人兴奋的。我希望本书能帮助初学者在学习肌肉骨骼超声基础知识时快速迈出第一步，最终掌握更先进的知识和技能。

杰弗里·A.斯特拉科威斯基，医学博士
美国俄亥俄州立大学医学院物理治疗与康复部临床副教授

致　谢

　　我要感谢物理治疗协会和 McConnell 脊柱、运动与关节中心的医师和工作人员，以及俄亥俄州立大学医学院物理治疗与康复部的住院医师和全体教员对本书编写的支持。

　　还要感谢 GE、SonoSite 和 CAE 卫生保健公司，本书的许多图像都是用上述公司的仪器摄取的。

目 录

第 **1** 章

引 言

开展肌肉骨骼超声培训并不是一件容易的事。对于想要开展这项工作却没有前期超声应用经验的医务人员来说,不了解仪器和超声图像会使得他们对这项工作望而却步。这是由于缺乏相关的标准化培训,因此精通和培训肌肉骨骼超声技术必须具备相当的学术严谨性。

软组织超声已经成为所有医学领域越来越受欢迎的可视化工具。超声具备的许多优点是其他成像方式所无法比拟的。首先,超声实时成像无电离辐射,不受金属内植物的检查限制。不会导致幽闭恐惧症,并且不依赖固定的影像中心。在诊断超声使用过程中尚未发现明确的不良反应,因此,尚无明显的使用限制。超声还具备实时、动态观察运动组织的优势。这对于有些可能在静态情况下无法识别的病变尤为重要。如今,绝大部分超声仪器都具备多普勒成像功能,可实时评估血管血流情况。这对于评估正常和病理状态下的血管分布都极具优势。

对于诊断和治疗过程中的穿刺针引导,超声是一种理想的成像模式。其既可以观察目标和周围组织结构,又可以实时观察穿刺针的运动轨迹。超声引导技术可以极大地提高穿刺的安全性和准确性。

高分辨率宽频带高频超声探头的发展极大地提升了肌肉骨骼系统中相对表浅结构的显像,这也是超声可以提供一些其他成像模式所不能提供的信息的原因。这些信息对任何肌肉骨骼系统的应用都大有益处。另外,超声相对成本较低、便携、结果能即时反馈等特点也极大地提高了患者满意度。

获取适当的设备并学习如何使用是掌握高频超声技术的必经之路。目前的情况是,住院医师肌肉骨骼超声的正规培训项目非常有限,虽然有在线培训模式,依然无法代替手把手实践教学。这一点在全国乃至全球的一些课程中均得到印证。目前的情况表明,在医学院及住院医师实习项目中,这方面的学习机会将会明显增加。

1

任何技能的提升均需日积月累的培训和练习，以提高熟练度。肌肉骨骼超声的检查者既需要熟悉和掌握仪器及图像优化，同时也要学习适当的扫查技术及人机工程学。识别组织特征性表现及其在病理情况下的变化是胜任肌肉骨骼超声检查所必需的。此外，还需要了解伪像并使其对成像的影响最小化。

超声检查进入临床实践颇具挑战。对于那些已经远离正规培训或习惯于惯例操作的从业者来说尤其具有挑战性。越来越多的资源可用于协助教学、技能培训、临床能力及编码计费。实施有效的肌肉骨骼超声需要大量的知识基础和长时间的练习，但带来的回报也会非常可观。

第 2 章

超声物理学

关于超声检查物理学基础的全面解释已超出本书的范围。尽管如此,了解超声波的基本物理学对于超声图像的优化创建和解释仍是必需的。超声图像由探头接收到的回波产生。图像的本质是基于体内不同组织的特性,影响这一过程的因素很多。

压电效应

1880 年,Pierre 和 Jacques Curie 首次利用天然石英发现了压电现象。超声仪器利用压电效应产生图像。压电效应是指通过向晶体施加另一种能量(压力)来产生电能。"压电"一词源自希腊语,意思是压力。在超声领域,通过向探头晶体施加精确的电荷导致其振动从而发射声波。由探头发出的声波也称为脉冲。这一过程被称为反向(或逆)压电效应。从组织返回探头的声波对晶体产生影响而产生电位时,会发生正压电效应,这也被称为回声。通过回波产生不同类型的电荷在超声波屏幕上成像。

声波

频率

声波的频率以周期/秒或赫兹(Hz)来计算。

通常定义频率大于 20 000Hz 的声波为超声波。它被称为"超声波"是因为其在人类的正常听阈之外,而人类正常听阈频率为 20~20 000Hz。用于医学超声成像的频率通常为 2~15 兆赫兹(MHz)。大多数浅表肌肉骨骼应用的范围比这个频率范围更高,通常为 8~15MHz。

发射声波的频率由探头控制(图 2.1)。大多数探头都以其能够发射的声波频率范围进行描述。该范围称为探头的带宽。具有多个工作频率范围的探头称为宽频探头。

图像优化需要注意频率。低频超声波能更深入地穿透组织,因此可以更清晰地显示深层结构(图 2.2)。相反,高频超声波的组织穿透性较差,但其对浅层结构具有更高的分辨率(图 2.3)。

衰减

随着声波穿过组织,声波的强度逐渐降低。这一过程被称为衰减(图 2.4)。值得注意的是,超过规定距离,高频声波通常比低频声波衰减更明显。声波传播过程中的反射、折射和吸收都会导致衰减。声波在特定组织中的衰减程度特性被称为该组织的衰减系数。

反射

超声反射是指声波能量返回探头。这是超声仪器产生图像的原理。通常,反射越多会导致越高回声(更亮)的图像。反射发生在具有声阻抗差异的组织界面(图 2.5)。因此,声阻抗差异越大,反射越强。反射分为镜面反射和漫反射。当声波遇到大且光滑的界面,如骨骼时,声波以相对一致的方向反射回来, 从而发生镜面反射。大多数软组织细胞向探头产生漫反射(图 2.6)。

入射声波的入射角对于探头的声波反射量也至关重要(图 2.7)。入射角是指声束与组织表面垂直线的偏离角。因此,理想的直角入射声波被认为是入射角为零。入射角越大,反射回探头的声波越少,导致回声更低(变暗)、图像不清晰。最佳反射为大部分声波的入射角接近零且与关注组织几乎垂直(正交)时。入射声波途径偏离垂直于组织(即入射角>0°)

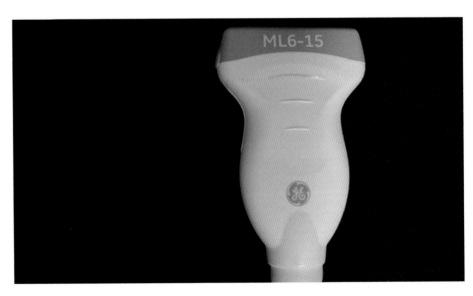

图 2.1　线阵宽频探头。

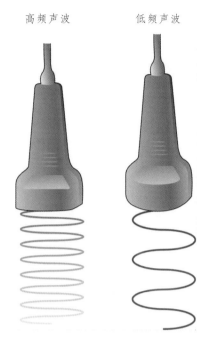

高频声波　　　　　低频声波

图 2.2　示意图显示高频和低频超声波波形之间的区别。值得注意的是,低频波形在相同的组织中穿透力更强,高频波形可以更好地分辨浅表组织。

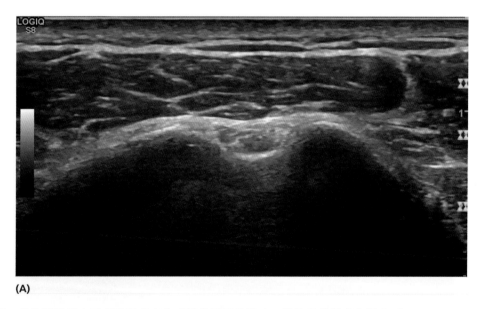

(A)

图 2.3　声像图显示入射声波频率变化对图像质量的影响。所显示的频率分别为 (A)15MHz,(B)12MHz,(C)9MHz 和 (D)8MHz。尽管差异可能相对较小,但高频超声波对浅表结构具有更高的分辨率,而低频超声波则有更强的组织穿透性。(待续)

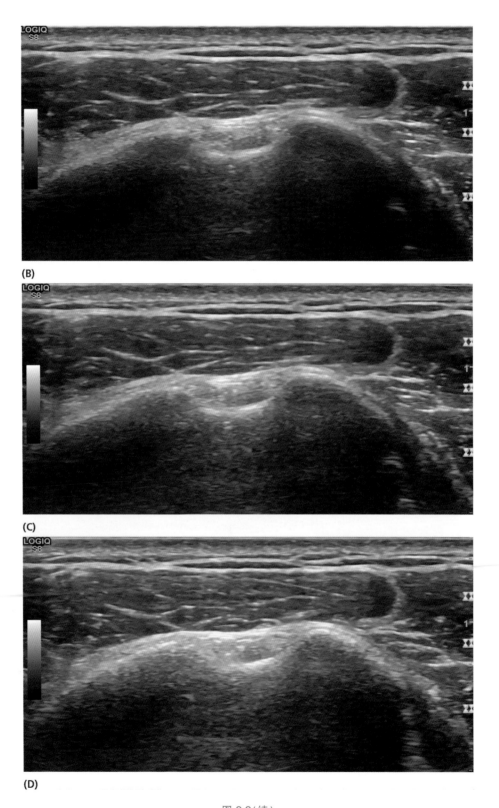

(B)

(C)

(D)

图 2.3(续)

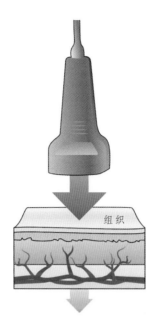

图 2.4　示意图显示入射声波(红色箭头)在穿过组织时出现衰减。由于入射声波的部分反射、折射和吸收，继续传播的声波变弱。

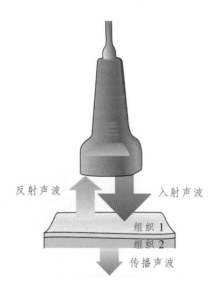

图 2.5　反射示意图。当遇到不同声阻抗的组织类型后，一部分入射声波(红色箭头)被反射回探头(绿色箭头)，一部分入射声波穿过组织继续传播(紫色箭头)。

会导致各向异性伪像，这在第 13 章(图 2.8)中有更详细的讨论。

折射

　　当入射声波以斜角接触组织界面时发生折射，使反射声束在远离探头的方向上传播(图

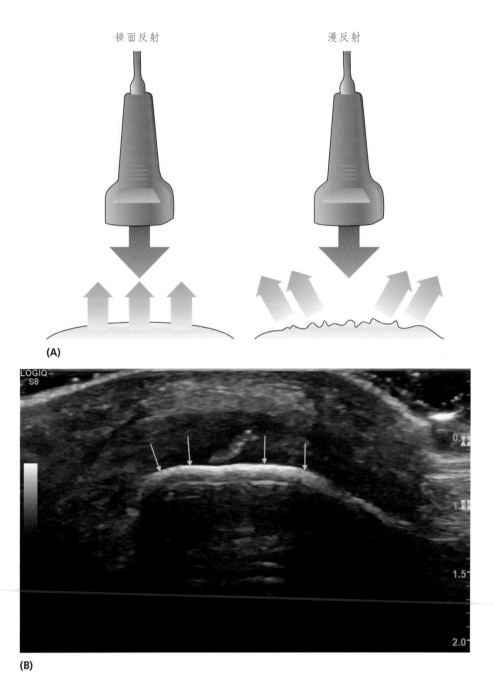

图 2.6 (A)镜面反射与漫反射的示意图。在光滑的界面发生镜面反射时,更多反射声波返回探头(绿色箭头),形成更高回声(更亮)的图像。在不规则的组织界面发生漫反射时,返回的反射声波减少,形成更低回声(更暗)的图像。(B)声像图显示镜面反射。注意,由于大且光滑的骨面与周围组织之间存在显著的声阻抗差异,其表面(黄色箭头)形成明亮的回声。(C)声像图显示在肌肉组织中出现更多的漫反射。注意,声阻抗的较小差异反映为在灰阶上的各种阴影,而不是骨骼界面所标记的明亮回声。(待续)

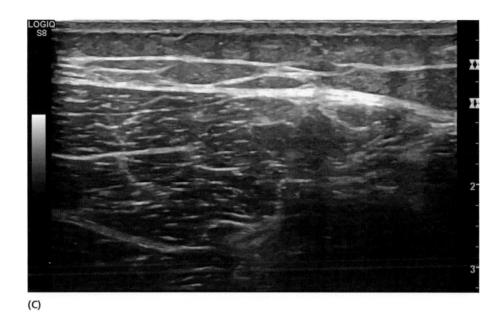

(C)

图 2.6(续)

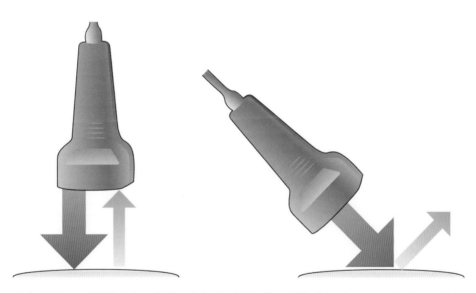

图 2.7 声束入射角对成像影响的示意图。注意,探头放置使入射波垂直(即 0°)于平滑界面(左图),返回探头的声波量最大,有助于产生最优图像。当声波以入射角>0°进入界面时,反射波反向偏离,偏离角与声波入射角相等(右图),返回的声波信号被削弱,产生较暗的图像(各向异性伪像)。

2.9)。因此,折射导致传播信号的丢失。超声仪器常规设置计算回波是假定返回的声波以直线传播,当折射增加时将导致图像清晰度降低。

折射声波的方向由折射定律($Sin\ \theta_i/V_i=Sin\ \theta_r/V_r$)预测。这表明折射的大小与入射角呈正比,并且和声波在两种组织类型中的不同传播速度有关。不同组织的速度特性的关系也会影

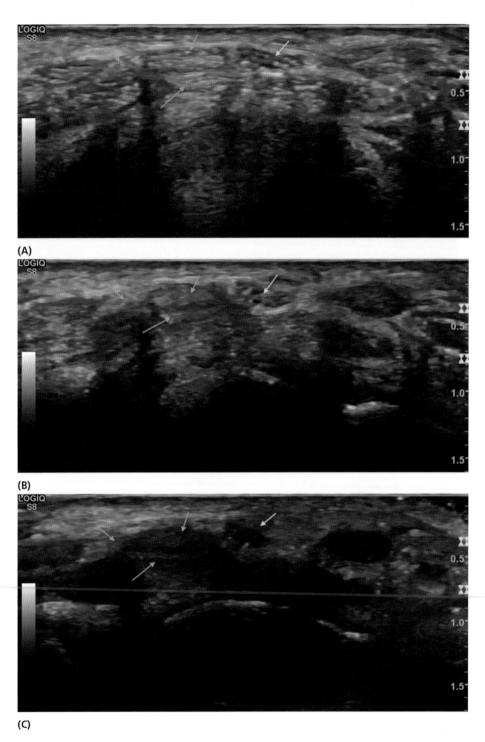

(A)

(B)

(C)

图 2.8 声像图显示各向异性伪像对图像的影响。正中神经(黄色箭头)及周围的屈肌腱(蓝色箭头)。(A)入射声束接近垂直,产生清晰的图像。(B)入射角增大,图像的清晰度降低(各向异性伪像)。(C)入射角进一步增大,导致更明显的各向异性伪像,组织结构回声变黑。

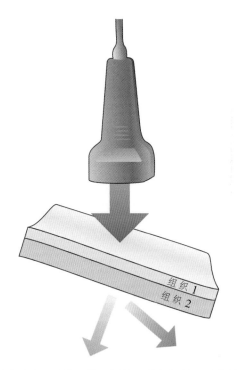

图 2.9　折射示意图。折射是指声波在遇到声阻抗不同的两种组织界面后传播方向发生改变。如果声波在第一组织中的传播速度更快(组织 1 中的声阻抗较小),则声波朝向中心(垂直界面)(绿色箭头)发生折射。如果在第二组织中的传播速度更快(组织 2 中的声阻抗较小),则折射远离入射光束(紫色箭头)。

响折射方向。如果第一组织声阻抗较小,声波传播更快,则折射更接近垂直线;如果第二组织声阻抗较小,声波传播更快,则折射远离原来的方向(图 2.9)。

吸收

　　声波传播过程中出现衰减的另一个原因是吸收。当声波能量以热量释放时就会发生这种情况,这种能量不能返回探头从而产生回波信号。

散射

　　散射指入射声波在倾斜方向上的传播。散射发生于被观察的组织不均匀或边缘粗糙时(图 2.10)。这些返回探头的倾斜传播声波被称为背向散射。由背向散射产生的随机图像被称为斑点。

谐振频率

　　由于组织不同的特征和性质,产生的超声波不是完全线性的,超声探头接收到的这种非线性传播的回波产生的图像与线性回波不同,被称为谐波。这些声波的频率通常比原始声波高。在某些情况下,谐波可被评估,其产生的图像的伪像比基波少。这对于具有显著密度差异

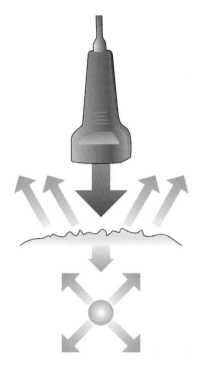

图 2.10 散射原理示意图。当入射声波(大的红色箭头)遇到不规则或不均质的界面时,声波会发生散射。部分声波随机发生散射,而剩余部分作为传播波继续传播(小的红色箭头)。当传播波遇到较小的物体,如红细胞时也会发生散射。

的组织尤其有用。

组织特性

声波速度

声波传播的速度受其传播介质性质的影响。声波通常在气体中传播较慢,在液体中较快,在固体材料中最快。超声波在大多数人体组织的传播速度是 1540m/s。超声仪器利用这个速度来计算回波的返回时间,以计算组织的深度并构建图像。

声阻抗

声阻抗是指允许声波传播的组织特性。组织的声阻抗较高导致声波的传播量较少。反射回探头的声能量与组织间的声阻抗差异呈正比。具有较大声阻抗差异的组织界面将导致较多的声能量被反射回探头,产生更明亮(高回声)的信号。例如,具有相对低声阻抗的肌肉组织,紧邻具有非常高声阻抗的骨组织,从该界面产生的反射会产生非常明亮(高回声)的信号(图 2.11)。

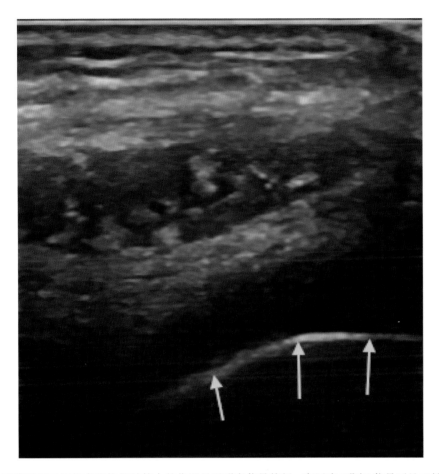

图 2.11 声像图显示组织声阻抗差异较大的位置呈现明亮信号特征。高回声(明亮)信号可见于低声阻抗组织与高声阻抗骨骼相邻的界面。

要点 ··

1. 高频超声对于相对表浅的结构有助于提供较高分辨率的图像，但低频超声具有更好的深部组织穿透力。
2. 尽可能使入射波垂直于组织，从而使大部分声波返回探头，产生最佳图像。
3. 组织间声阻抗差异增大时，反射波可提供更高回声(更明亮)的信号。骨骼的声阻抗非常高，超声图像上显示为强回声。

参考文献

1. Connolly D, Berman L, McNally E. The use of beam angulation to overcome anisotropy when viewing human tendon with high frequency linear array ultrasound. *Br J Radiol*. 2001;74:183-185.

2. Entrekin RR, Porter BA, Sillesen HH, et al. Real-time spatial compound imaging: application to breast, vascular, and musculoskeletal ultrasound. *Semin Ultrasound CT MR*. 2001;22(1):50-64.

3. Kremkau FW. *Diagnostic Ultrasound: Principles and Ultrasound*. St. Louis, MO: Saunders; 2002.

第 **3** 章

了解超声设备

多数超声仪器的大量控制元件会使初学者产生焦虑情绪。加深对仪器用途的了解,有助于提高获取目标组织最佳图像的能力。尽管初看有些使人气馁,但其实我们可在相对较短的时间内系统掌握控件的使用目的及功能。

探头

探头通常被视为是超声仪器的最重要组件(图 3.1)。探头的特性决定了图像的频率和分辨率。探头包含压电晶体,最常见为石英,通过逆压电效应(详见第 2 章)发射超声波传到所关注的组织内,然后再反射回来。探头接收反射声波并将其转变为电脉冲(正压电效应)从而产生超声图像。在扫查过程中,探头通常会用 80% 的时间接收声波,而用剩余 20% 的时间发射声波。

超声探头种类繁多。

传统用于肌肉骨骼的高频超声探头包含线阵、凸阵和小高频探头或称曲棍球杆式探头(图 3.2)。线阵探头适用于大部分肌肉骨骼系统疾病,其通常是高频的宽频带探头,用于相对表浅结构的高分辨率成像(图 3.3)。相反,凸阵探头适用于较深结构的成像,如髋关节。总之,高频线阵探头能尽可能地提供最优质的图像。对于小区域或骨突起处的成像,小高频线阵探头有时可起到更好的效果。

在一些临床实践中,多探头联合能发挥更大的作用。例如,用凸阵探头探查较大区域,再联合线阵探头对较小区域进行聚焦,以获取更多的细节。如果一开始无法获取最佳图像且需要调节不同的深度和频率,检查者则应毫不犹豫地切换探头。

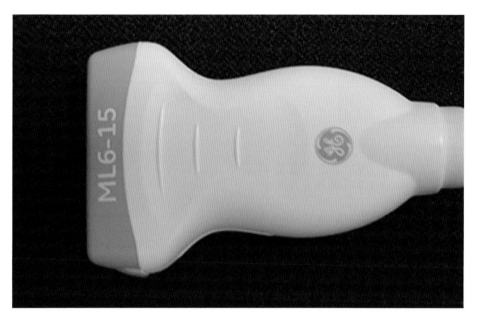

图 3.1 线阵宽频探头。

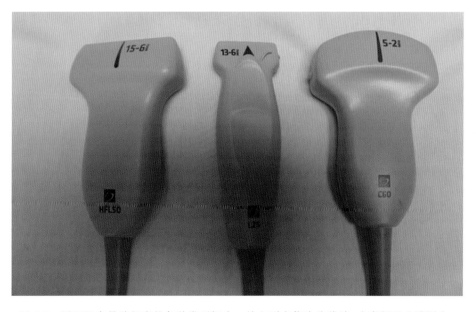

图 3.2 用于肌肉骨骼超声的各种类型探头。从左到右依次为线阵、小高频和凸阵探头。

超声成像模式

超声仪器有不同类型的回波显示模式,包含 A 型模式(调幅)、B 型模式(灰阶)和 M 型模式(运动)。

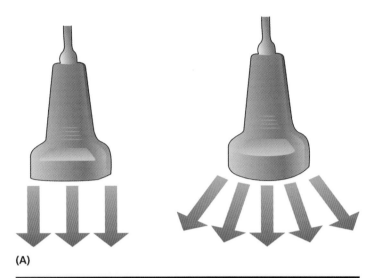

(A)

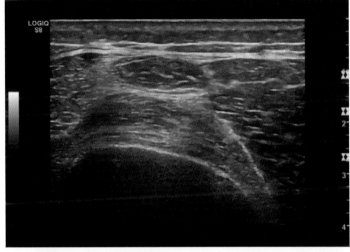

(B)

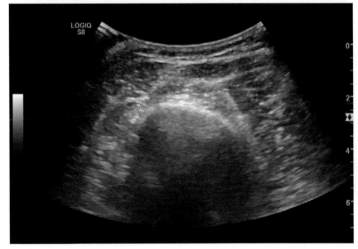

(C)

图 3.3 线阵和凸阵探头的区别。(A)线阵(左)和凸阵(右)探头声束发射方向的示意图。注意,凸阵探头发射的声束能延伸到更广的区域,同时,它发射的较低频率的声波可传播得更远。更高频线阵探头能为较浅表组织提供更好的分辨率。(B)线阵探头获得的声像图。(C)凸阵探头获得的声像图。

A 型模式提供了·种相对于时间的声波传播信息,是一种最简单的超声成像模式。探头在身体上扫描一条线,便可形成显示组织深度的图像。近些年,A 型模式除了在眼科还有一些应用,几乎已不用于医学诊断。

B 型模式是将 A 型模式的图像信息转化为经灰度调制的点(图 3.4)。B 型模式正是大家所熟知的 2D 模式,用线阵探头可产生一幅组织的二维(2D)平面图像。大部分医学超声需运用 B 型成像模式,且目前在肌肉骨骼超声中几乎是唯一的模式。B 型模式成像的物理基础详见第 2 章。

M 型模式利用 B 型模式的信息,可显示一个运动器官的回声。短时间内连续发射的声脉冲被运动器官反射回来,能提供关于该器官边界的位置信息,可将此成像过程大致视为一部超声电影(图 3.5)。

深度

调节深度可改变成像区域的大小。设置合适的深度旨在探查到足够深的关注区域,同时减少图像下方浪费的空间。设置过深将缩小关注区的结构(图 3.6)。大部分设备会在屏幕上显示深度标尺(图 3.7),这有利于测量区域内结构的大小和深度。

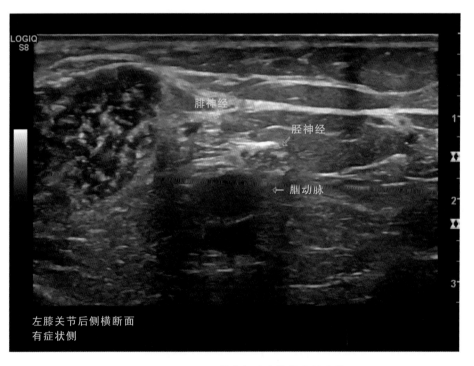

图 3.4　显示 B 型(2D)模式灰阶成像特点的声像图。

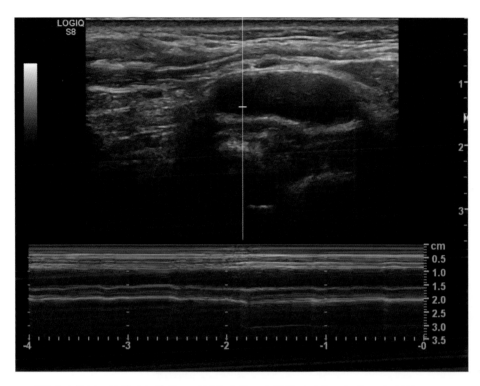

图 3.5 M 型模式声像图。该模式仅捕获 B 型图像中单一取样线通过的组织的回波,并按时间显示。此声像图可将 B 型(顶端)和 M 型(底端)图像同时显示在屏幕上。

频率调节

频率调节决定了宽频探头发射的声波频率。正如第 2 章所讨论的,提高频率能为浅表组织提供更好的分辨率,但无法像低频那样穿透更深的组织(图 2.3)。在超声检查中,需随时调节频率以获取深部和浅表结构的最优图像。

灰阶增益

灰阶增益基本上控制图像的亮度,类似于收音机的音量旋钮。增加灰阶则图像变亮,降低灰阶则图像变暗(图 3.8)。改变增益不会影响图像的分辨率,反而常常更能突显不同类型组织间的对比差异。

时间增益补偿

对于初学者而言,时间增益补偿(TGC)通常是超声设备中最令人却步的控件(图 3.9)。尽管按钮繁多,但调节自近场至远场图像中某一局部区域增益的操作却很简便(图 3.10)。开

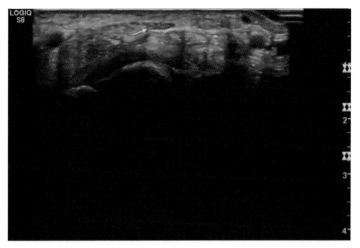

(A)

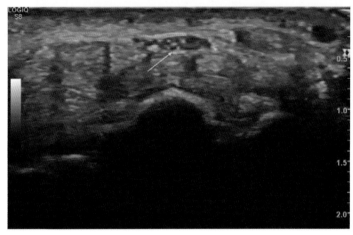

(B)

图 3.6 设置适当深度的声像图。(A)过深的深度设置导致空间浪费严重,增加目标结构的显示难度(正中神经——黄色箭头)。(B)合适的深度设置为关注结构提供更优的图像质量。

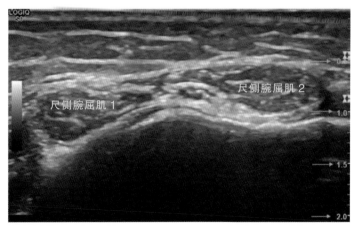

图 3.7 声像图显示深度标尺在屏幕右侧(黄色显示,蓝色箭头指示)。标尺为厘米级,相邻标记间距为 1mm,整幅图像深度为 2cm。

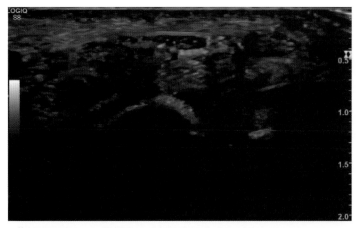

(A)

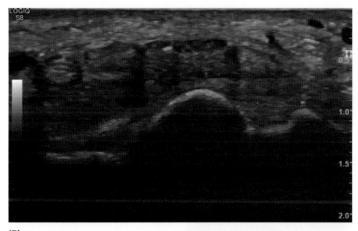

(B)

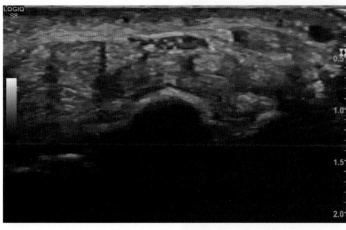

(C)

图 3.8 增加增益前后，正中神经及周围屈肌腱短轴声像的对比图。(A)增益最小时显示最暗的状态。(C)增益最大时显示最亮的状态。

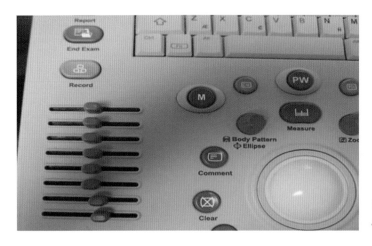

图 3.9　超声仪器上的时间增益补偿控件(图像的左下方)。

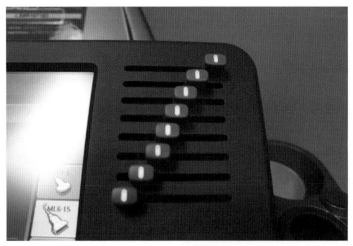

(A)

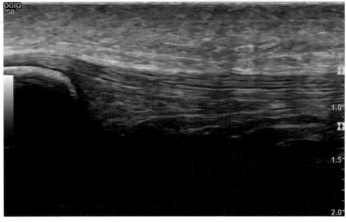

(B)

图 3.10　时间增益补偿控件的配置及其相应的声像图表现。每一个增益控件对应其在屏幕中的相应位置。例如,顶端的控件按钮可调节图像近场的增益,而底端的控件按钮则负责调节图像远场的增益。在(A)图的控件设置下产生图(B),即图像近场最亮,中部适中,而远场最暗。反转控件设置如图(C)使得图像近场最暗,而远场最亮(D)。我们将所有按钮置于最左侧(E)时,即获得最暗的图像(F)。而将其置于最右侧(G)时,将获得最亮的图像(H)。将其置于中线水平时(I),可产生均一增益(J)。注意(J)图远场组织较暗主要是由于组织较深,以及该水平入射声波相对较低的穿透力。(待续)

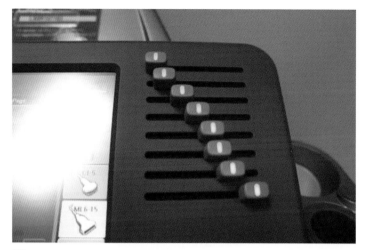

(C)

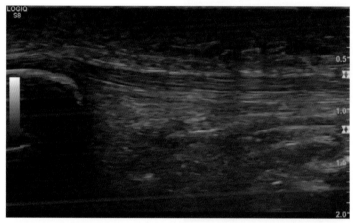

(D)

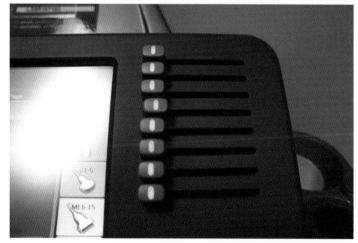

图 3.10(续) （待续）

(E)

(F)

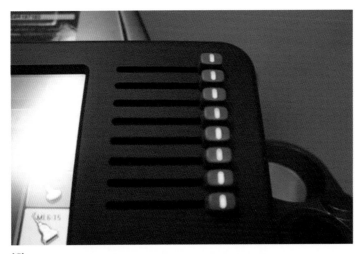

(G)

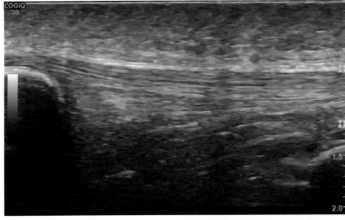

图 3.10(续)（待续）

(H)

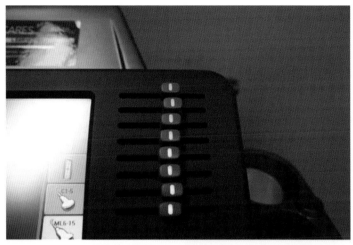

(I)

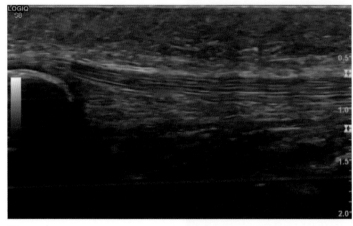

图 3.10(续)

(J)

机状态下,当控件向右移动时,相应区域的图像变亮。反过来,当控件向左移动时,图像则变暗。大部分时候,我们通常将所有控件保持在中线位置。当需要增加或降低某一特定水平图像的增益时,才移动相应的控件。

灰阶图和彩阶图

灰阶图和彩阶图可产生图像颜色和对比度的差异。一些灰阶图和彩阶图的改变相对细微,采用何种方式通常是根据个人喜好(图3.11)。对于大部分常见肌肉骨骼系统的检查而言,频繁调节灰阶及彩阶没有必要。基于提升扫查技巧的考虑,可适当熟悉不同灰阶及彩阶的效果。改变彩阶会影响图像的外观和颜色(图3.12),这些改变也都是根据个人喜好,在日常的肌肉骨骼超声检查中不常规使用。

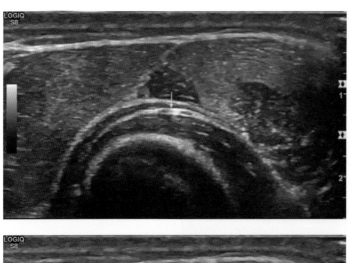

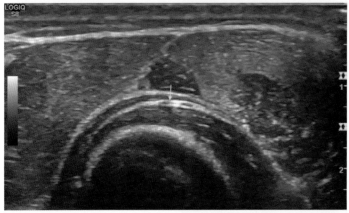

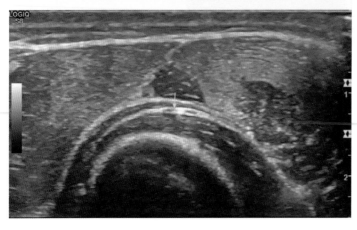

图 3.11 同一结构的不同灰阶图。虽然根据个人喜好选择的不同灰阶图之间差异相对细微，但其确实可增大组织间的差异。在这组图中，改变灰阶可使桡神经的深支更易于识别（黄色箭头）。（待续）

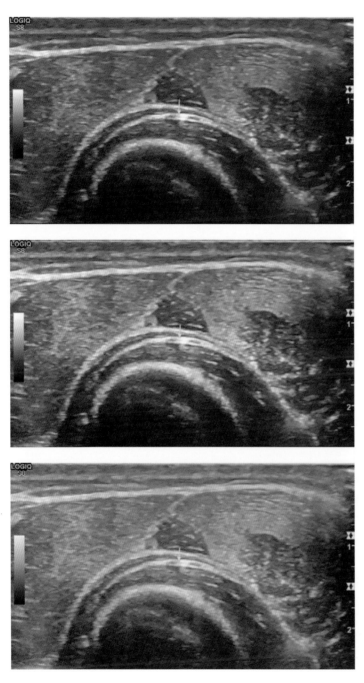

图 3.11(续)

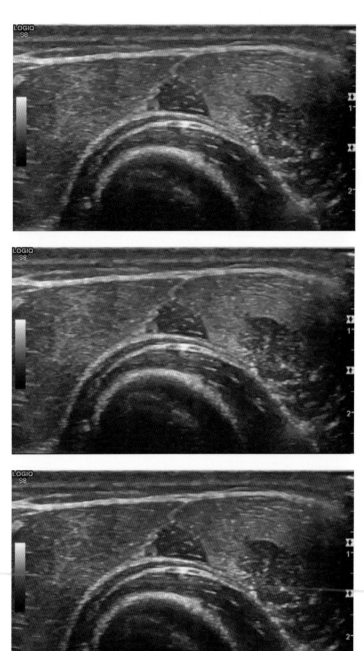

图 3.12 图 3.11 所示结构的不同彩阶图。(待续)

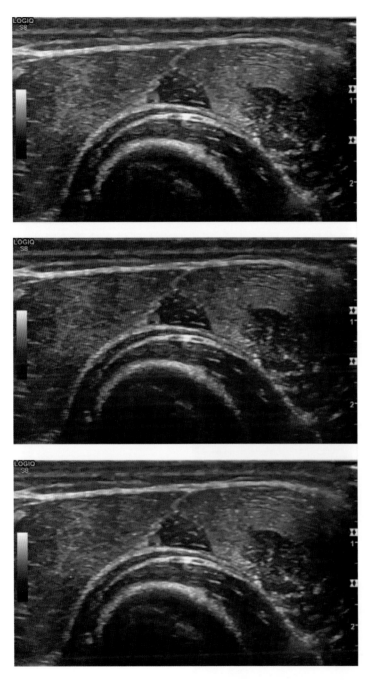

图 3.12(续)

多普勒成像

　　彩色和能量多普勒控件对肌肉骨骼超声检查至关重要，其应用及临床实用性详见第6章。多普勒成像能检测运动信息，因此能检测血流。能量多普勒对运动高度敏感并用红色(或橘色)标记(图3.13)。彩色多普勒探测的血流方向与探头方位有关，一般用红色(朝向探头)和蓝色(背向探头)标记(图3.14)。

分屏显示

　　许多超声仪器允许多幅图像在屏幕上同时显示，可实现左右两幅对比图像同步显示(图3.15)。也可通过平滑移动探头获取两幅拼接的图像，在屏幕上构成一幅完整的图(图3.16)。

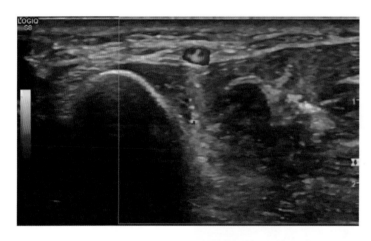

图 3.13　能量多普勒显示桡动脉血流短轴切面声像图。注意，能量多普勒下的血流被标记为红色。

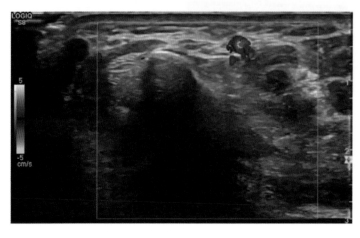

图 3.14　彩色多普勒显示桡动脉血流短轴切面声像图。注意，彩色多普勒下的血流被标记为红色(朝向探头)或蓝色(背向探头)或混合色。

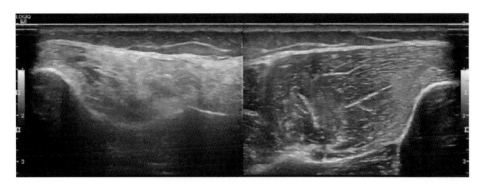

图 3.15　分屏图像进行左右对比。如图所示为神经源性萎缩的小腿前群肌(左图)与同一部位正常小腿肌肉(右图)的对比。

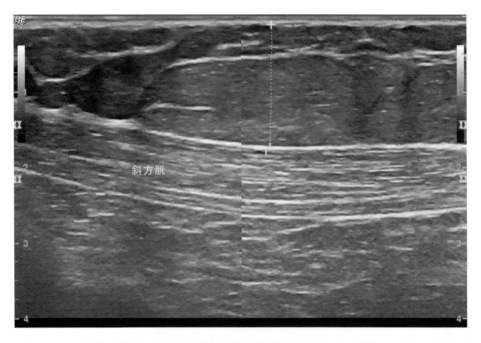

图 3.16　分屏显示再拼接延伸成一幅较长图像的长轴声像图(该病例显示了斜方肌和其上覆盖的脂肪瘤)。

测量工具

超声仪器具有非常精确的组织测量功能,检查者需熟悉测量控件。大部分仪器能进行多种线性测量,也能对横断面积进行环形描记测量(图 3.17)。

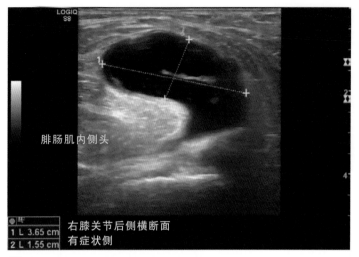

(A)

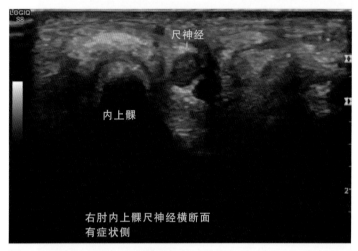

(B)

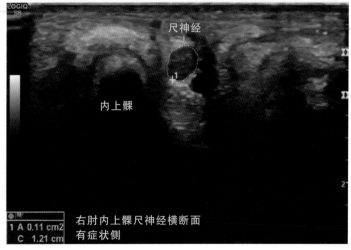

(C)

图 3.17 声像图显示超声测量工具的使用。(A)图示运用线性测量工具测量 Baker 囊肿,厘米级的长度显示在左下角。(B)图示尺神经沟内的尺神经短轴切面。(C)图示测量后的图像,神经的横截面积 A 以平方厘米表示,周长 C 以厘米表示。

标记

　　详尽的图像标记有利于结果交流并为日后提供参考。确定左右侧和结构方位很重要。相关的结构需要命名并标明方位。箭头这类标记常用于指示局部关注区域。当用到左右对比图时,为了让观察者明白,标记有症状侧和无症状侧非常有帮助(图 3.18)。

图像储存

　　储存图像很有必要,以便在一段时间后仍能阅片。大部分仪器能打印图像,一部分仪器可刻制 DVD 视频以便能携带到其他地方,包含给内科医师会诊(图 3.19)。大部分仪器具有大量数据存储空间以供日后再阅。使用移动硬盘作为附加存储有助于防止超声仪器内存耗尽。

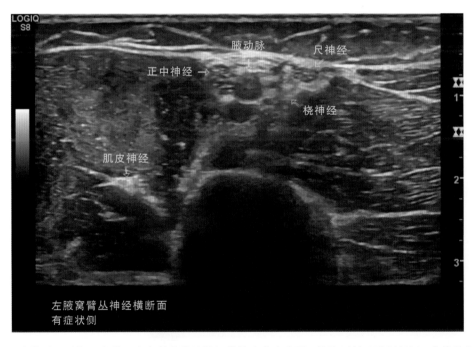

图 3.18　声像图显示标记方位。此病例为臂丛神经的终末分支水平。关注区域已进行标记。身体的左右侧、局部区域和横断面视图也被标记出来。同时提示了在双侧对比情况下,这是有症状侧。详细标记有助于其他观察者回顾图片,正确辨别方位并识别结构。

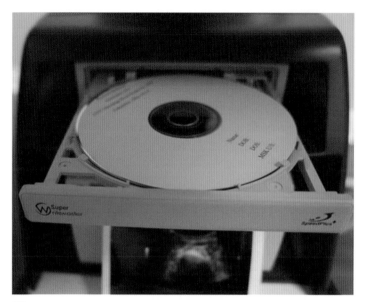

(A)

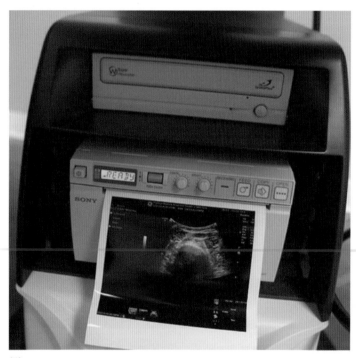

图 3.19 图示为用于图像存储和显示的各类设备。(A)DVD 刻录机。(B)打印纸质图像。打印机可打印简单的图像,DVD 易携带到其他地方并可包含动态图像。

(B)

耦合剂和耦合垫

超声需要固态介质来传播信号以提供清晰的图像。最常用的介质为耦合剂凝胶和耦合垫。足够剂量的介质能防止图像失真(图 3.20)。

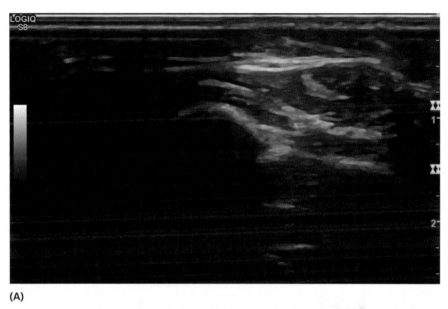

(A)

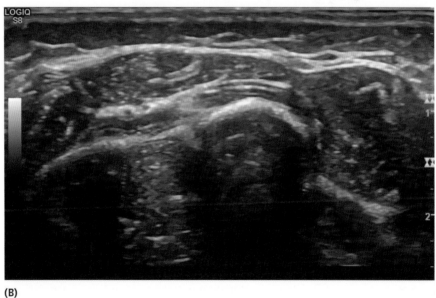

(B)

图 3.20　声像图显示探头与患者皮肤之间足量介质(凝胶)的价值。(A)图示耦合剂剂量不足造成图像质量低。(B)图示同一身体部位(前臂),足够的耦合剂消除了因探头接收不到完整的声波而导致的伪像,图像质量大大提高。

仪器清洁

探头是超声仪器与患者接触的部分，应在每次使用后进行清洁。探头的清洁可以用肥皂水，或低级别消毒剂，如季铵类喷雾或擦拭巾。乙醇可能会损坏探头中的晶体，应避免使用。清洗后用软毛巾或布拭干探头。常规清洁不能与体内和术中探头所需的高级别消毒相混淆。更高级别的消毒方案经常发生变化。美国疾病预防控制中心网站的相关内容可供参考。

高级功能

一些机器具有更先进的功能，包括声束偏转以改变从探头发出的入射声波的角度，扩展视野以允许更长的结构成像，以及三维成像等。这些以及其他高级功能的讨论超出本书的介绍范围，最终掌握这些技术将进一步提高成像能力。

要点 ••

1. 花时间仔细学习仪器操作，掌握获得最优成像的扫查技术。
2. 扫查组织要选择合适的宽频探头，通常为可以充分穿透组织的最高频率。
3. 当第一次接触机器时，使用 B 模式按钮返回基础的 2D 扫查模式。

参考文献

1. Centers for Disease Control and Prevention. *Guideline for Disinfection and Sterilization in Healthcare Facilities, 2008.* Atlanta, GA: Centers for Disease Control and Prevention website; 2008. http://www.cdc.gov/hicpac/pdf/guidelines/Disinfection_Nov_2008.pdf.

2. Koibuchi H, Fujii Y, Kotani K, et al. Degradation of ultrasound probes caused by disinfection with alcohol. *J Med Ultrasonics.* 2011;38:97–100.

3. Mirza WA, Imam SH, Kharal MS, et al. Cleaning methods for ultrasound probes. *J Coll Physicians Surg Pak.* 2008;18:286–289.

4. Nielsen TJ, Lambert MJ. Physics and instrumentation. In: Ma OJ, Mateer JR, eds. *Emergency Ultrasound.* New York, NY: McGraw-Hill; 2003:45–46.

5. Smith RS, Fry WR. Ultrasound instrumentation. *Surg Clin North Am.* 2004;84:953–971.

第 **4** 章

· ·

图像优化

　　一旦掌握了仪器操作技术,检查者就可以对所需要的图像进行优化。其目的主要在于尽可能使图像具有足够的清晰度和最佳的分辨率。所需要的图像应占据屏幕大部分。应优化设置被检组织之间的对比。此外,对图像添加适当的标记可便于日后参考和其他阅图者识别。并非所有的超声仪器都被设置成相同的条件,而且有一些仪器已经设定好频率、焦点区以及灰阶图。大部分仪器预先设置了适合扫查某种组织的条件,但检查者应对超声成像技术的各个方面都具有充分的了解,以便在不同情况下优化图像。

图像定向

　　图像应以合理一致的方式来进行定向。按照常规,当结构在长轴平面上成像时,屏幕左边显示为结构的头侧,而屏幕右边则为它的尾侧(图 4.1)。在短轴平面上,结构的定向则很少有明确规定。一些检查者将屏幕的左边定向为人体解剖上的右侧,而另一些人则定向为人体的内侧。可能最好的方法是在短轴平面上动态扫查,根据患者与屏幕的相对应位置来进行定向。例如,当探头移向人体的内侧时,图像应在屏幕相同的方向上移动(图 4.2)。

超声图像中心定位

　　动态扫查过程中所观察的图像应被置于屏幕的中心并保持在稳定位置上(图 4.3)。检查者在初次扫查时应对探头的使用技巧进行练习。当快速扫查时,需要防止所需图像在屏幕上反复漂移而离开扫查区域的现象。

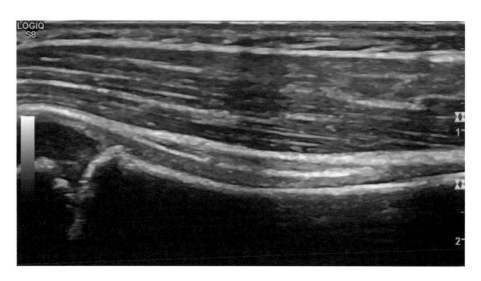

图 4.1　肱二头肌长头肌腱长轴声像图。屏幕的左侧部分图像被定向为头侧。

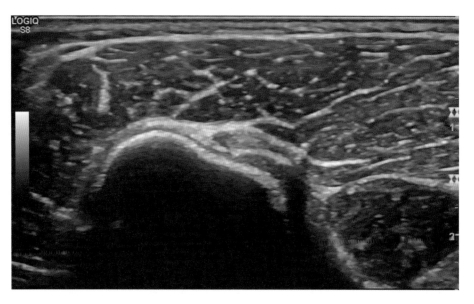

图 4.2　图 4.1 所示肱二头肌长头肌腱短轴声像图。屏幕的左侧部分相当于患者的解剖学右侧(外侧)。

选择适当的深度

在设置图像深度时,应使所需观察的结构占据屏幕的大部分区域。深度过大会导致图像显得过小,浪费了屏幕空间;深度过小,则图像会被截去或与周边组织缺乏对比,无法提供充足的信息(图 4.4)。

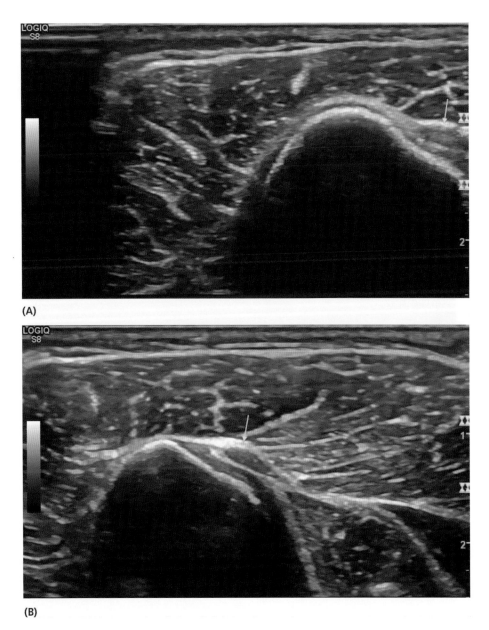

(A)

(B)

图 4.3 超声图像正确中心定位的图像。(A)图示目标结构(黄色箭头)远离了图像中心,位于图像的右侧。(B)图示目标结构(黄色箭头)位置合适,位于图像的中心。

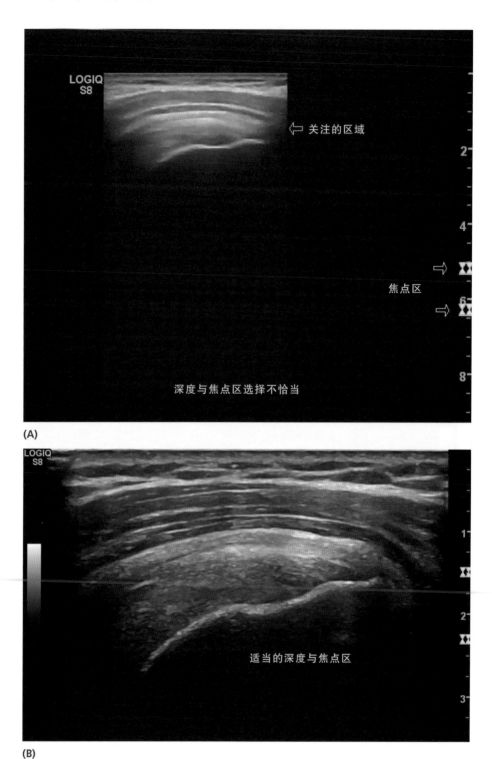

(A)

(B)

图 4.4　不恰当与适当的图像深度及焦点区设置。(A)图像深度设置过大会导致屏幕空间的浪费以及所观察结构清晰度的降低;焦点区设置不当也同样会使观察结构(冈上肌腱)的分辨率降低。(B)图像显示了适当的深度和焦点区设置,图像优化。

选择适当的频率

如第 3 章所述,声波频率越高浅表结构的分辨率就越高,而声波频率越低对组织的穿透力就会越强。由于声波频率会受许多因素的影响而发生变化,其中包括组织的厚度,因此在特定的深度上没有硬性规定的频率,一般在具有适当组织穿透性的前提下,应选择最高频率的声波(图 4.5)。

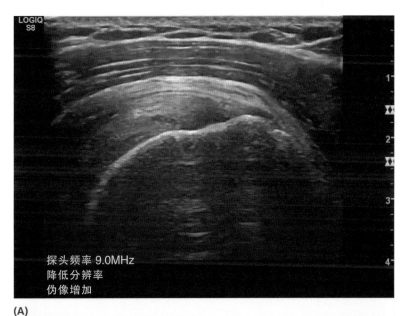

(A)

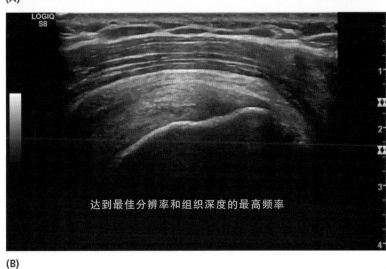

(B)

图 4.5 声像图显示声波频率对图像的影响。(A)图示对于比较表浅的结构(冈上肌腱),频率设置过低(9MHz)会导致伪像的出现。(B)图示适当提高频率(15MHz)会使肌腱显示更加清晰,伪像减少。

选择适当的焦点区

焦点区应设置在屏幕的最大关注区域的水平。焦点区是声束聚焦的位置,该处图像显示最清晰(图4.6)。如果扫查时焦点区放在不恰当的位置上,则会导致所需观察区域的图像分辨率降低(图4.4)。如果所观察的区域较大则可以使用多个焦点区,然而焦点区的增加会降低帧频。帧频是指探头移动后获取清晰图像的速度,因此在探头快速移动时,如果焦点区太多则使图像难以看清。

增益调节

增益能使图像的亮度增加或降低。调节增益时通常能使所观察的组织之间具有适当的对比度。对于图像亮度,每个人偏好都不一样,但要尽量避免增益过高或过低的情况(图 3.8)。

选择需要的灰阶图

灰阶图可用于设置所需的图片颜色,设置时因个人的偏好有所不同,但应使所关注组织之间具有最佳的对比度(图 3.11)。

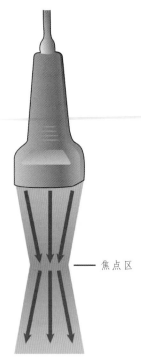

—— 焦点区

图4.6 声束的焦点区示意图。这个区域的大部分入射声波在此聚焦,使图像获得最大清晰度。

减少各向异性伪像

第 13 章会更加详细地讨论各向异性伪像。当入射声束与所观察的结构不垂直时,探头接收的回波信号就会减少,这样会导致伪像出现并降低图像的清晰度(图 4.7)。

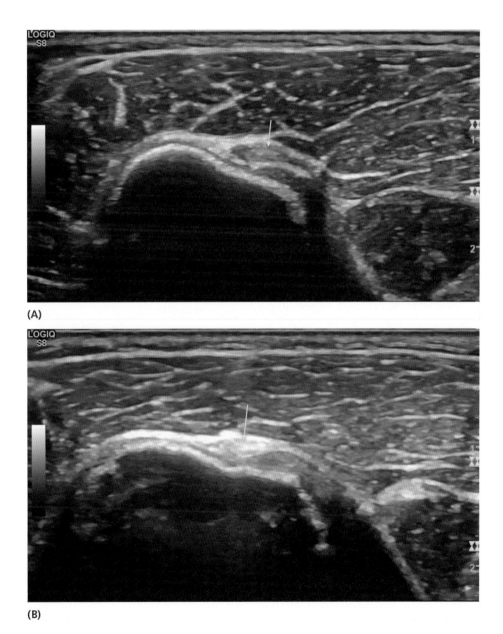

(A)

(B)

图 4.7　声像图显示肱二头肌腱短轴切面的各向异性表现。(A)入射声束与肌腱(黄色箭头)之间的入射角大于 0°或不与肌腱相垂直。(B)当入射声束调整为与肌腱相垂直时,肌腱的回声会增强。

添加适当标记

图片上的标记使阅图者易于识别所扫查的结构,标记要包含身体的方向和位置。如果是双侧图像的对比,通常要对患侧的图像加以说明,需要时应在要注意的特别区域添加箭头指示和测量标记。标记应放在图像上容易看到的地方,并且不要遮挡要观察的区域(图 3.18)。

> **要点** ....
>
> 1. 图像的位置要有明确的定向,在长轴平面上,结构的头侧通常位于屏幕左侧,而尾侧位于屏幕右侧。
> 2. 确保焦点区位于所观察结构的水平。
> 3. 入射声束的方向要与所观察的组织相垂直,以减少各向异性伪像。

参考文献

1. Malanga G, Mautner K. *Atlas of Ultrasound-Guided Musculoskeletal Injections*. New York, NY: McGraw-Hill; 2013.

2. Smith J, Finnoff JT. Diagnostic and interventional musculoskeletal ultrasound: part 1. Fundamentals. *PM&R*. 2009;1(1):64–75.

3. Strakowski JA. *Ultrasound Evaluation of Focal Neuropathies. Correlation With Electrodiagnosis*. New York, NY: Demos Medical; 2014.

4. Van Holsbeeck MT, Introcaso JS. *Musculoskeletal Ultrasound*. 2nd ed. St. Louis, MO: Mosby; 2001.

第5章

超声扫查技术与人体工程学

引言

早期培训合适的体位和扫查技术对日后成功至关重要。其目标是使患者和检查者都感到舒适，从而轻松、有效地采集图像。合理的动作有助于避免超声医师的职业性疲劳、不当的压力及过劳损伤。应注意探头持握及移动的方式。同时患者和检查者在扫查过程中相对于屏幕和操作面板应处于合适的位置。

探头的使用

成功的扫查需要有效地持握探头。初学者常以不恰当的方式过紧地持握探头。正确的持握方式应握在探头底部以利于控制(图5.1)。手握探头时要平稳，但不要大力按压探头。正如握笔太紧就不能把字写好的道理一样，若过紧持握探头就很难灵活控制探头，不利于扫查的顺利进行(图5.2)。检查者在扫查过程中应保持和患者接触，这样有助于稳定探头，防止探头脱离扫查范围。用小指、环指及手掌尺侧作为支撑点放在患者身上，拇指、示指及中指持握探头，这样有利于稳定扫查及灵活控制。检查者应避免对探头过度施压而导致图像变形(图5.3)。

为了保证良好的接触和清晰的图像，应使用足量耦合剂(图3.20)。通常对目标区域采用动态扫查技术。很多情况下，相比缓慢扫查成像，快速扫查能够帮助扫查者更好地分辨不同的组织类型。来回扫查常有助于辨别不同类型的回声，如束状结构的神经和纤维状结构的肌腱。

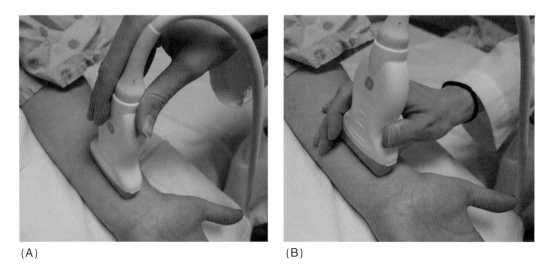

(A)   (B)

图 5.1 图示保持探头稳定和灵活控制的错误(A)及正确(B)的方法。(A)检查者手持探头尾部,和患者无接触。(B)探头持握位置合适,拇指、示指、中指持握探头底部,小指、环指及手掌尺侧与患者接触,起到良好的支撑作用。

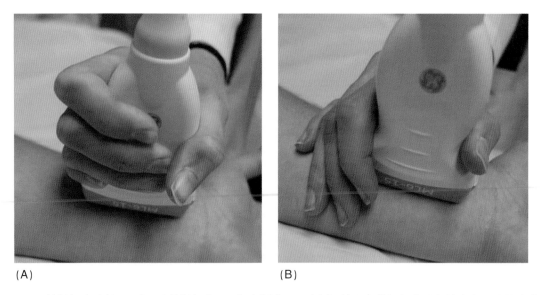

(A)   (B)

图 5.2 持握探头过紧(A)及正确持握探头(B)的示意图。(A)图中,检查者持握探头过紧导致难以平滑移动探头。(B)图中,正确的持握方式使探头可以轻松而顺畅地移动,在扫查过程中也不会造成不适的压力。

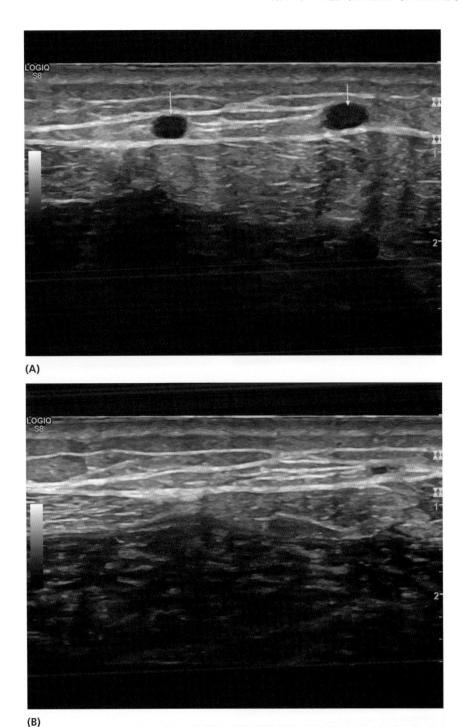

(A)

(B)

图 5.3　增加探头压力对声像图的影响。(A)探头压力相对较小时的声像图。注意,可显示静脉(黄色箭头)。
(B)探头压力增加时的声像图。注意,探头压力使静脉塌陷,甚至无法显示。此外,图像顶部的皮下组织较(A)
图薄。检查者要随时注意对探头施加的压力,因为这会直接影响所观察区域的成像。

检查者应使用适当的技术来减少各向异性伪像。其中包括改变入射角,入射角太小时就要改变探头声束方向使其更正交(垂直)于关注的组织。还有一种不移动探头来改变入射角的方式,就是原地摆动探头方向(图 5.4)。另一种方式是,倾斜探头来提高长轴切面上弯曲结构的显示(图 5.5)。这尤其适用于在长轴切面上不能和探头垂直的部分弯曲的肌腱(图 5.6)。

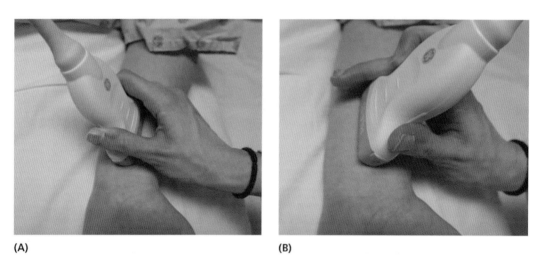

(A)　　　　　　　　　　　　　　　　**(B)**

图 5.4　图示摆动探头改变声波的入射角。注意,探头的位置从(A)变为(B)。这一操作用于减少各向异性伪像。探头角度改变但探头底部位置不变。当探头摆动时,通常应避免移动探头底部,以防止图像中过多成分变化而混淆。

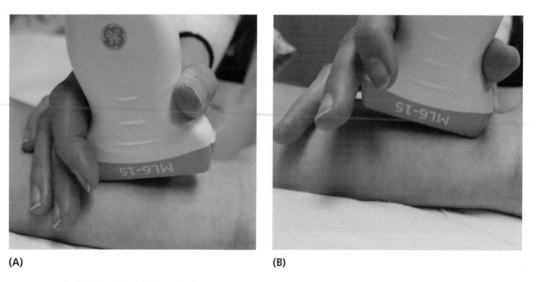

(A)　　　　　　　　　　　　　　　　**(B)**

图 5.5　图示倾斜探头改变声波的入射角。注意,探头的位置从(A)变为(B)。这一操作用于减少组织在长轴上的各向异性伪像。倾斜探头时,探头角度改变但探头底部位置不变。

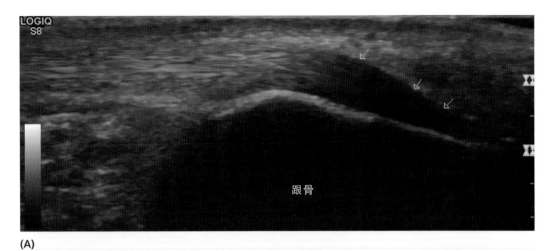

(A)

(B)

图 5.6　声像图显示在长轴切面上倾斜探头对跟腱于跟骨(黄色箭头)附着处超声表现的影响。(A)图中,入射声束相对于跟腱插入端弯曲的部分入射角增大,所以在这个位置纤维表现为低回声(暗)。(B)图中,倾斜探头使声束更垂直于该区域,减少低回声区域的各向异性伪像。这一操作有助于鉴别各向异性伪像和肌腱纤维的病理改变,后者即使声束方向改变仍表现为低回声。

人体工程学

　　注意,扫查者和患者的体位能够提高扫查效率,还能减少身体承受的不当压力。患者应处于探头易接近且使检查者手臂放置舒适的位置。扫查位置过远易导致疲劳及过度使用综合征(图 5.7)。患者通常位于利于检查者操作和观看仪器屏幕的位置。这对诊断评估和介入治疗都非常重要(图 5.8)。同时,检查者应尽量靠近超声仪器,以便于控制而不过度移动身体。注意这些细节可使扫查过程更简单。

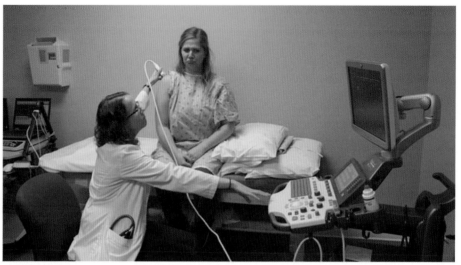

(A)

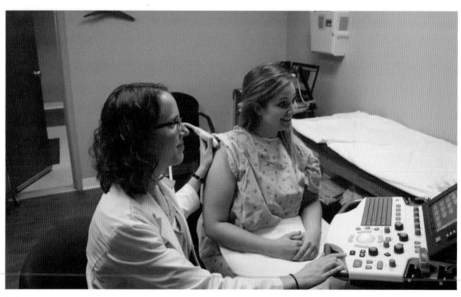

(B)

图 5.7　图示超声检查过程中不恰当(A)和恰当位置(B)的扫查。在位置不当时(A),检查者需要吃力地接触患者及超声仪,造成检查效率低并伴随肌肉劳损和疲劳。扫查区域和屏幕位置也不协调。(B)图中,检查者和患者都处于舒适的位置,检查者无需过度伸展身体就可进行扫查并操作控制面板。患者也处于检查者和屏幕之间,使检查者能够同时兼顾双方。患者也可以在检查过程中看到屏幕,这样便于实时演示和解释结果。

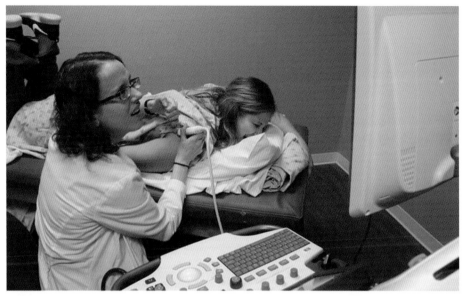

(A)

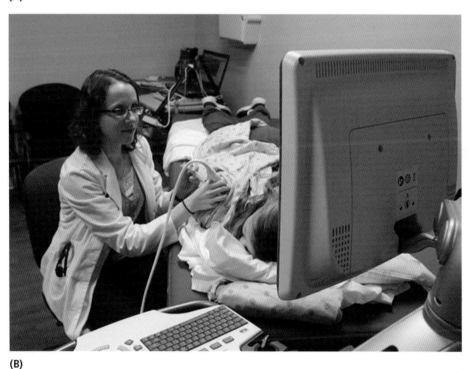

(B)

图 5.8　图示超声引导下注射治疗中的不恰当(A)和恰当位置(B)的扫查。在位置不当时(A),患者和屏幕的位置不一致,检查者观看屏幕时视线远离患者从而造成难以定位。(B)图中,患者处于操作者和仪器之间,这有助于检查者观察患者和屏幕,并且便于检查者靠近注射区域和仪器的控制面板。

要点 •

1. 应持握探头底部,避免过紧持握探头及对探头过度加压。
2. 进行扫查时持探头的手应保持与患者接触。
3. 学习摆动和倾斜探头技术来减少各向异性伪像。
4. 利用恰当的人体工程学,使检查者和患者处于舒适的位置从而使扫查更简便。

参考文献

1. Malanga G, Mautner K. *Atlas of Ultrasound-Guided Musculoskeletal Injections.* New York, NY: McGraw-Hill; 2013.

2. Strakowski JA. *Ultrasound Evaluation of Focal Neuropathies. Correlation With Electrodiagnosis.* New York, NY: Demos Medical; 2014.

第6章

多普勒成像

多普勒成像是常规 B 型超声灰阶成像的重要补充,可基于运动产生彩色信号,尤其有助于评估血液流动。多普勒成像在评估肌肉骨骼方面有许多应用。其有助于识别某些血管结构,给出血流指数,还可以用于评估病理状态下增加的血管分布,如风湿性疾病的滑膜炎和其他炎性疾病。此外,其还可用于评估血栓、动脉瘤和解剖变异。用于肌肉骨骼医学的多普勒成像有两种常规类型,即能量多普勒和彩色多普勒。

能量多普勒

能量多普勒编码超声信号的能量,而不是速度和方向。它对任何方向的运动都很敏感,表现为单一颜色,显示为红色或红橙色(图 6.1)。

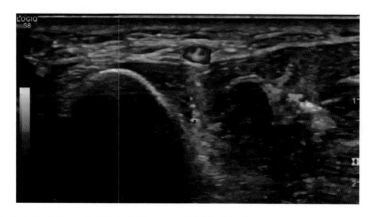

图 6.1　能量多普勒声像图显示通过桡动脉的血流。能量多普勒信号反映超声信号的能量,而不是速度或方向,并显示为单一颜色(红色)。

彩色多普勒

　　彩色多普勒通过红色和蓝色提供运动方向的信息。彩色多普勒有助于确定血流方向,不易混淆动脉和静脉。当血流朝向探头时,显示为红色;当血流背离探头时,显示为蓝色(图 6.2)。

彩色多普勒与能量多普勒对比

　　彩色多普勒的一个缺点是它可能会遗漏与探头垂直的血流。因此,调整探头可以减小这种误差。能量多普勒信号不依赖于方向,对于运动,它比彩色多普勒更敏感,但在某些情况下,它同样可以通过调整探头来改善图像。

　　能量多普勒对于血流运动敏感性的一个缺点是当探头或患者移动时,更容易产生闪烁伪像(图 6.3)。相反地,当探头固定时,彩色多普勒比能量多普勒更容易产生伪像。能量多普勒和彩色多普勒都有影响其相对灵敏度的增益设置。当增益设置得过高时,即使探头和组织处于静止状态,也会增加伪像。如果增益设置得低,则会丢失灵敏度。多普勒成像的适当增益设置仍然缺乏标准化,然而,增益通常应设置在不产生显著伪像的最高灵敏度上(图 6.4)。

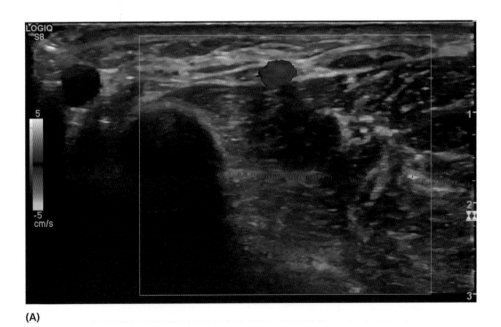

(A)

图 6.2　彩色多普勒声像图显示通过桡动脉的血流。彩色多普勒信号用两种颜色(红色和蓝色)显示。其信号更多地依赖于探头的角度。(A~C)显示改变探头的位置,同一组织表现为不同的颜色。(A)与图 6.1 中的能量多普勒表现相似。血流方向朝向探头表现为红色。(B)表现为蓝色是因为血流方向背离探头。(C)图示当探头放置在(A)和(B)的位置之间时,血流可以显示两种颜色。(待续)

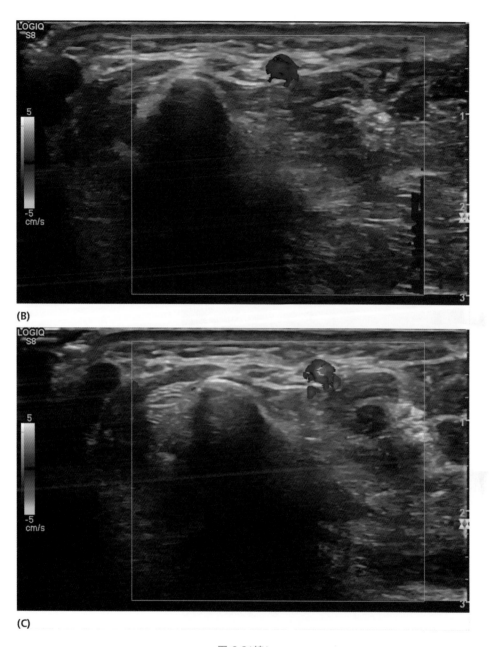

图 6.2(续)

用于确定适当增益的一种方法是首先提高,然后逐渐降低到一定程度,即在骨皮质下方没有血流。声波不容易穿透骨骼,因此在骨皮质下看到多普勒血流应认为是伪像。

彩色多普勒比能量多普勒更适合评估高流量血管结构,如大动脉(图 6.5)。能量多普勒设计用于低速血流状态,因此对于较小或较深的血管通常更适合,并且可用于评估炎症或新生血管形成(图 6.6)。

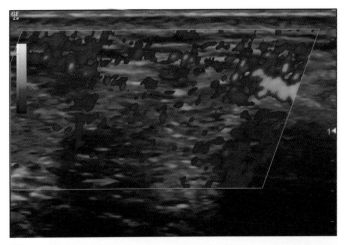

(A)

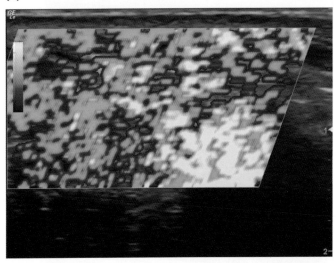

(B)

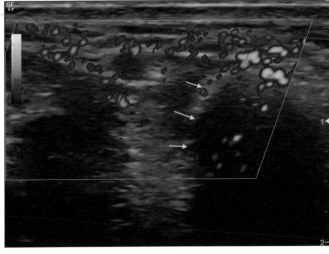

(C)

图 6.3 声像图显示由于探头移动,能量多普勒产生闪烁伪像。(A)和(B)中的多普勒信号依据其相对较大的范围较容易区分出伪像。(C)多普勒信号在放射状的骨皮质深部(黄色箭头),提示这也是一种伪像。透过骨骼无法看到真正的多普勒血管分布变化。

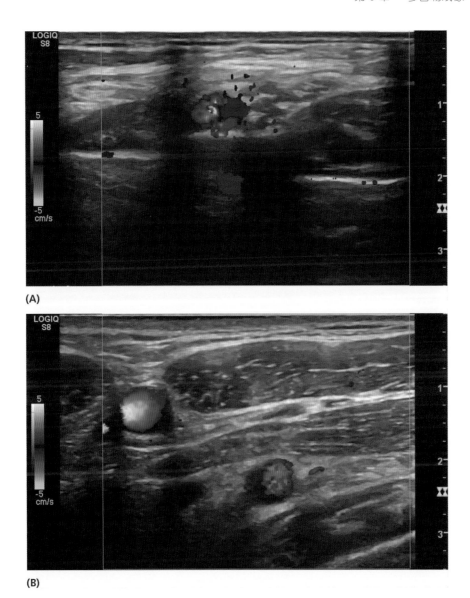

图 6.4 声像图显示彩色多普勒的闪烁伪像。(A)图中,增益设置得稍高,在血管外看到大量伪像。(B)图中的增益设置得更合适。

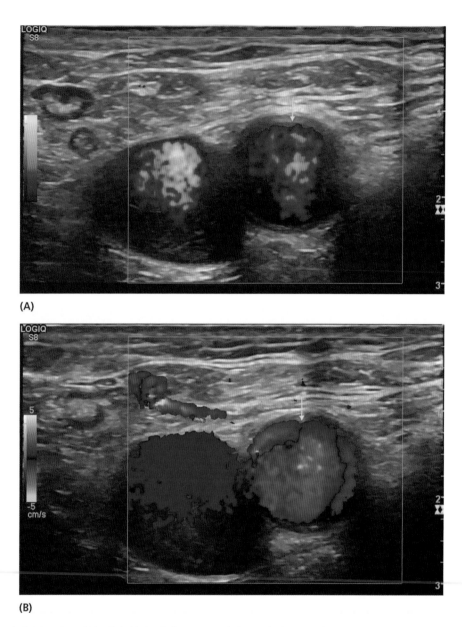

(A)

(B)

图 6.5 声像图显示股动脉(黄色箭头)的能量(A)和彩色(B)多普勒。注意,能量多普勒信号不完全填充动脉的内腔,而彩色多普勒信号则完全填充。彩色多普勒通常优先用于高速血流状态。

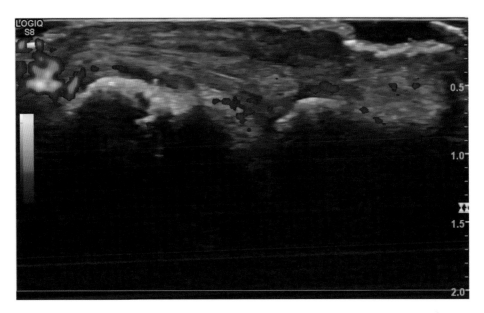

图 6.6 声像图显示能量多普勒用于显示类风湿关节炎患者掌指关节区域的滑膜炎情况。

要点 ···

1. 能量多普勒通常优先用于低速血流状态，彩色多普勒通常优先用于高速血流状态和评估血流方向。
2. 彩色多普勒有双色刻度(红色和蓝色)，并可评估流量和方向。红色表示血流朝向探头，蓝色表示血流背离探头。

参考文献

1. de Vos RJ, Weir A, Cobben LP, Tol JL. The value of power Doppler ultrasonography in Achilles tendinopathy: a prospective study. *Am J Sports Med*. 2007;35(10):1696–1701. Epub 2007 Jun 8.

2. Kremkau FW. *Diagnostic Ultrasound: Principles and Ultrasound*. St. Louis, MO: Saunders; 2002.

3. Nielsen TJ, Lambert MJ. Physics and instrumentation. In: MA OJ, Mateer JR, eds. *Emergency Ultrasound*. New York, NY: McGraw-Hill; 2003:45–46.

4. Rubin JM, Bude RO, Carson PL, et al. Power Doppler US: a potentially useful alternative to mean frequency-based color Doppler US. *Radiology*. 1994;190(3):853–856.

第7章

肌腱成像

超声是评估肌腱的一种非常好的成像方式，其在肌肉骨骼医学中最常用于评估肌腱和肌腱病。肌腱是动态结构，通过高频超声可清晰显示。肌腱连接肌肉与骨骼，是肌肉骨骼系统的重要组成部分。

肌腱的结构

肌腱由纵向排列的致密胶原纤维组成。正常肌腱在超声下表现为纤维状结构(图7.1)。通常，大多数肌腱跨过滑膜区与骨骼连接处有滑膜鞘，以减少运动的摩擦(图7.2)。直线走行的肌腱通常有腱旁组织，以减少运动的摩擦。腱旁组织与紧密的滑膜鞘不同的是，其是由脂肪组织、结缔组织和血管构成的疏松包膜。两种结构均表现为围绕肌腱的高回声边界，但在正常和病理状态下有不同的声像图表现。

肌腱的扫查技术

肌腱应在短轴和长轴上进行扫查(图7.3)。应识别肌腱特征性的纤维状结构。通常，肌腱的表现与所看到的周围神经的束状结构不同(图7.4)。

通常，首先确定肌腱起点或插入端的骨性标志有助于定位(图7.5)。应在长轴和短轴上对该区域进行扫查，并检查肌腱插入端的全部组织(图7.6)。大多数肌腱应从起点或插入端观察，直到肌腱移行部(图7.7)。一些肌腱不只起源于一块肌肉，所以每个连接面都应扫查(图7.8)。此外，一些肌肉不止一个肌腱起点或插入端，两个区域都应进行扫查，以获得完整信息(图7.9)。

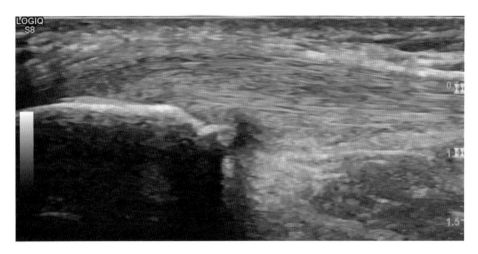

图 7.1　声像图显示髌腱的长轴切面。所示为肌腱正常的纤维状结构。

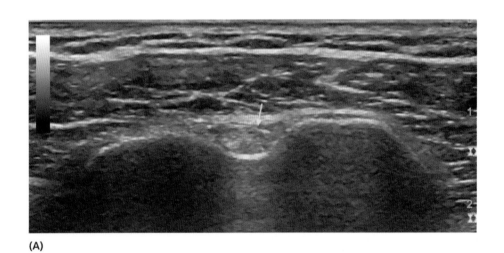

(A)

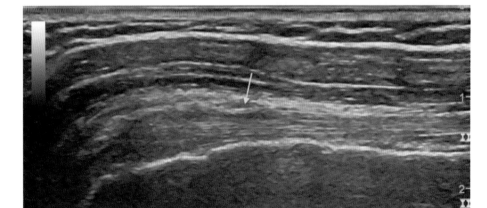

(B)

图 7.2　声像图显示短轴(A)和长轴(B)扫查切面上在滑膜鞘(黄色箭头)水平上的肱二头肌肌腱。

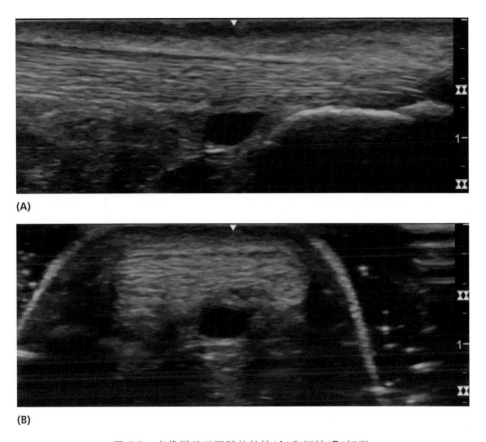

(A)

(B)

图 7.3　声像图显示跟腱的长轴(A)和短轴(B)切面。

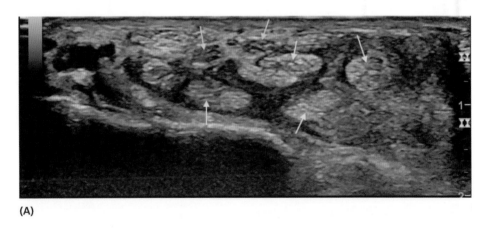

(A)

图 7.4　声像图显示腕管中指屈肌腱(黄色箭头)和正中神经(蓝色箭头)的短轴(A)和长轴(B)切面。与正中神经的束状结构不同,肌腱显示纤细的纤维状结构。注意,在短轴切面上,分裂成两半的正中神经显示为两组神经束。(待续)

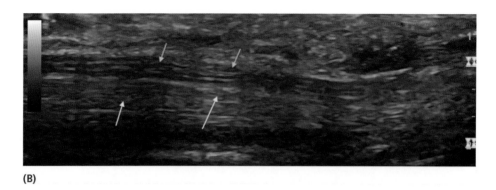

(B)

图 7.4(续)

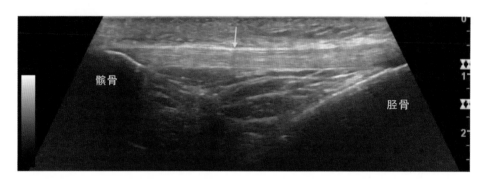

图 7.5　声像图显示髌腱的长轴切面(黄色箭头)。注意髌骨和胫骨明显的骨性标志。

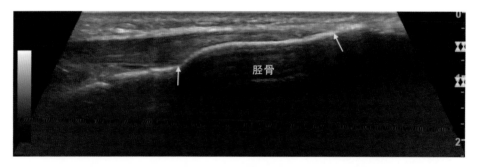

图 7.6　声像图显示长轴切面上髌腱在胫骨上的整个插入端(黄色箭头)。

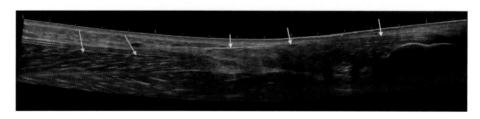

图 7.7　宽景成像显示跟腱(黄色箭头)的长轴切面,包括其在跟骨的插入端。还可见近心端肌腱移行部和比目鱼肌(蓝色箭头)。

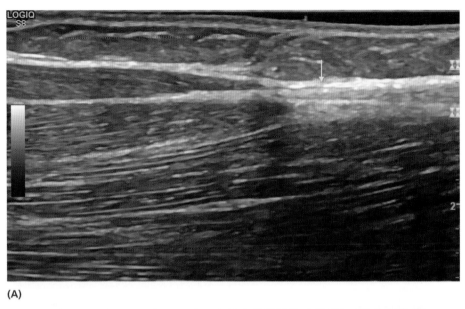

(A)

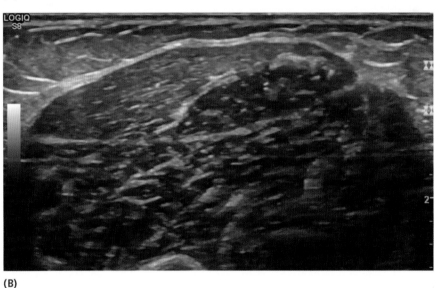

(B)

图 7.8　声像图显示长轴(A)和短轴(B)切面上肱二头肌长头和短头的肌腱移行部和远端共同汇合的肌腱。应彻底检查肌肉–肌腱连接处的界面,查看有无潜在损伤。

　　检查肌腱时,检查者应有目的地扫查肌腱。初学者往往倾向于无目的地旋转运动或在其他非定向模式下进行扫查。探头的声束非常薄,大致只有信用卡的宽度。这样长轴切面上显示的肌腱相当长(即探头的长度)但非常窄。因此,应来回移动探头显示肌腱的整个宽度,然后移动探头去观察更远的距离。在短轴上可以看到肌腱的整个宽度,但评估肌腱的长度需要动态扫查。

　　当入射声波与组织不垂直时,肌腱通常出现显著的各向异性伪像(图 4.7)。扫查肌腱时,

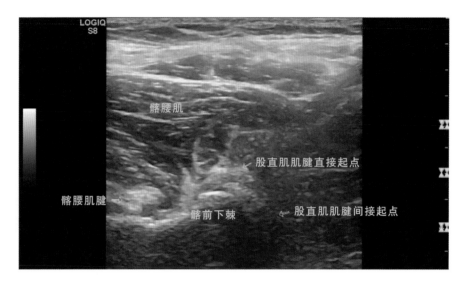

图 7.9　声像图显示短轴切面上来源于髂前下棘的股直肌肌腱直接和间接起点。注意,股直肌肌腱间接起点在这个切面上不易显示,这是由于探头的入射声束与其位置不垂直所导致的各向异性伪像。在这种情况下,应适当移动探头,以便充分检查肌腱起点。

旋转和摆动探头可以使这种伪像最小化。这些技术在第 5 章中有更详细的讨论。为了避免混淆,特别是对于初学者,探头旋转和摆动时要固定中心(图 7.10)。

肌腱的病理学

超声对检测肌腱疾病或损伤高度敏感。肌腱退化时会增厚,回声减低(暗)且正常结构中断。应检查肌腱内变性、肿胀和撕裂(图 7.11)。撕裂分为部分厚度撕裂和全层厚度撕裂(图7.12)。应详细描述撕裂的程度,并在短轴和长轴切面进行扫查。点状强回声信号代表钙化或骨化,可见于肌腱病(图 7.13)。

应对肌腱从骨的插入端或起点至肌腱连接处进行全面扫查,因为该复合物的任意点均可能发生损伤或变性。

扫描该部位时,应扫查不规整的骨表面或骨刺。这通常代表慢性牵拉刺激或潜在撕裂。肌腱的异常增厚和低回声结构反映这些部位的起止点病(图 7.14)。检查有腱鞘的部位,看到肿胀或液体表明是腱鞘炎(图 7.15)。能量多普勒可用于评估慢性肌腱病中的新生血管形成。在多普勒超声中其表现为血流增加(图 7.16)。轻度的肌腱病通常是双侧的,但还是应该进行双侧对比来评估差异(图 7.17)。

肌腱病理学的解释应始终考虑适当的临床背景。针对目前的主诉,应总结突出的病史和体格检查结果,并考虑检查结果与这些信息之间的关系。

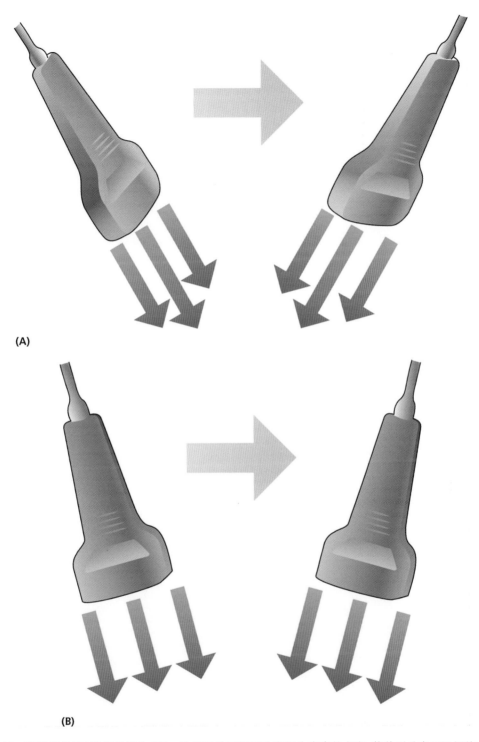

(A)

(B)

图 7.10　图示摆动 (A) 和倾斜探头 (B)。这些运动可用于改变探头声束的方向,使其更垂直于组织从而减少各向异性伪像。检查肌腱时,这些动作尤为重要。

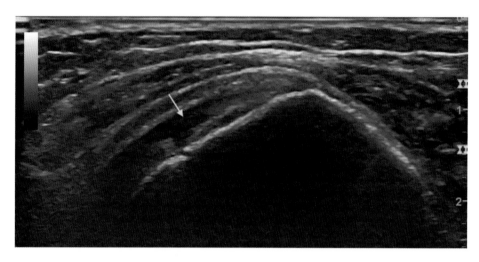

图 7.11　声像图显示长轴切面上冈上肌腱内撕裂(黄色箭头)。撕裂表现为正常结构内的低回声区(暗)。

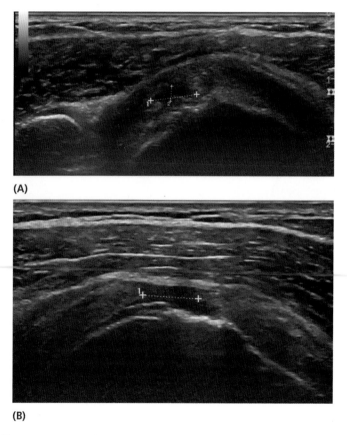

(A)

(B)

图 7.12　声像图显示冈上肌腱部分撕裂的短轴切面(A)和冈上肌腱全层撕裂的长轴切面(B)。

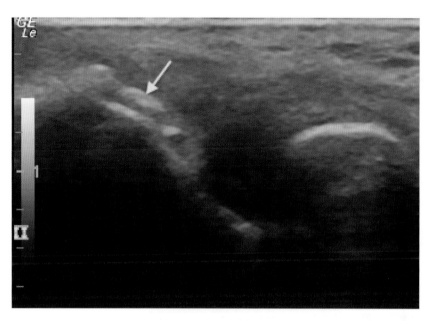

图 7.13　声像图显示长轴切面上常见的指伸肌腱内钙化的肌腱病(黄色箭头)。钙化表现为位于正常骨基质外的强回声(亮)信号。

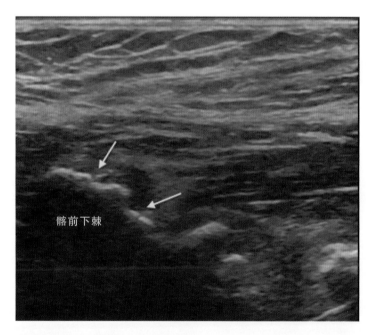

图 7.14　声像图显示股直肌直头起止点病。注意髂前下棘的骨表面不规则和骨附近的异常肌腱(黄色箭头)。

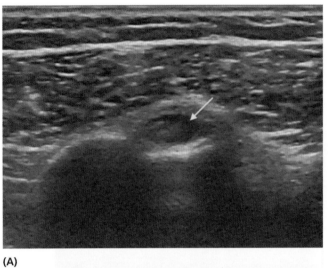

(A)

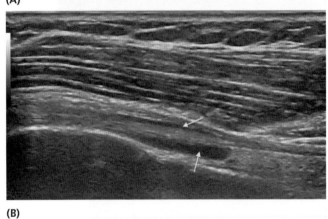

(B)

图 7.15 声像图显示短轴(A)和长轴(B)切面上肱二头肌长头腱周围的异常积液(黄色箭头)。积液表现为纤维状肌腱周围的低回声(暗)或无回声(黑)区域。

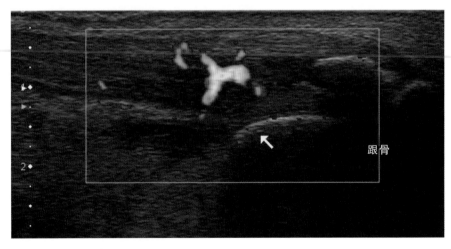

图 7.16 声像图显示长轴切面上跟腱病多普勒血流增加。

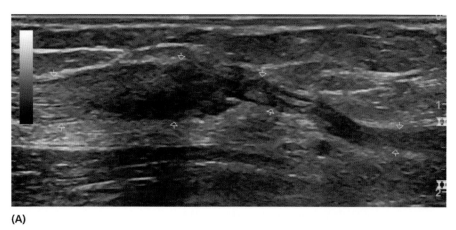

(A)

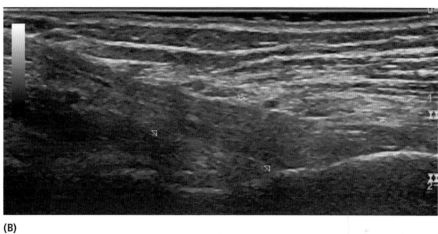

(B)

图 7.17　声像图显示长轴切面上肱二头肌远端断裂,伴随回缩的肌腱纤维 (A) 和对侧的正常肱二头肌肌腱 (B)。双侧对比显示两侧肌腱之间的显著差异。

要点 ··

1.使用骨起点或插入端的骨性标志来帮助识别肌腱。

2.骨或软骨的形状不规则通常可能是肌腱损伤的征象。

3.有目的地移动探头,在长轴上显示肌腱的整个宽度,并在短轴上显示适当的长度。

4.探头声束应尽可能垂直于肌腱,以使各向异性伪像最小化。

5.在解释肌腱病理学时,始终要考虑适当的临床背景。

参考文献

1. Bianchi S, Martinoli C, eds. *Ultrasound of the Musculoskeletal System*. Berlin: Springer-Verlag; 2007.

2. Hartgerink P, Fessell DP, Jacobson JA, van Holsbeeck MT. Full-versus partial thickness Achilles tendon tears: sonographic accuracy and characterization in 26 cases with surgical correlation. *Radiology*. 2001;220:406–412.

3. Jacobson JA. *Fundamentals of Musculoskeletal Ultrasound*. 2nd ed. Philadelphia, PA: Elsevier Saunders; 2013.

4. Smith J, Finnoff JT. Diagnostic and interventional musculoskeletal ultrasound: part 1. Fundamentals. *PM&R*. 2009;1(1):64–75.

5. Van Holsbeeck MT, Introcaso JS. *Musculoskeletal Ultrasound*. 2nd ed. St. Louis, MO: Mosby; 2001.

第 **8** 章

肌肉成像

超声可对肌肉进行高分辨率成像,甚至能够检测出细微的异常。超声动态扫查能够识别出静态图像不能发现的异常。超声可以精确测量肌肉的大小,并可发现肌肉萎缩以及其他疾病的回声改变。

肌肉结构

肌肉通常比其他组织(如肌腱)的回声更低(较暗)(图8.1)。肌肉解剖的认识对于理解扫查区域至关重要,因为四肢的主要图像表现是由肌肉组织来构成的。肌肉具有特征性结构,包括构成肌束膜的高回声结缔组织以及介于其间的低回声肌纤维。肌肉的短轴观被形容为"星夜"的表现。该图像是由于高回声(明亮)的结缔组织点缀在低回声(黑暗)的肌纤维之间而形成的(图8.2)。骨骼肌是由多个单一的肌纤维集合成纤维束所组成的(图8.3)。肌纤维的直径略小于当前高频超声的分辨率,为40~80μm。

四肢的骨骼肌有不同的排列类型,包括羽状的、平行的、汇聚的以及四方形的(图8.4)。羽状肌在单位面积上有许多纤维,它分为三种类型:单羽状、双羽状或多羽状(图8.5)。平行肌有着相互平行的肌纤维,当平行肌中部隆起时则表现为梭形。汇聚肌的肌纤维在附着处聚集在一起(图8.6)。四方肌具有平行排列的肌纤维,并且其纵轴上的走向与肌腱相同(图8.7)。四方肌包括旋前肌和足底方肌。熟悉肌肉的不同排列方式可以有助于对肌肉的识别。

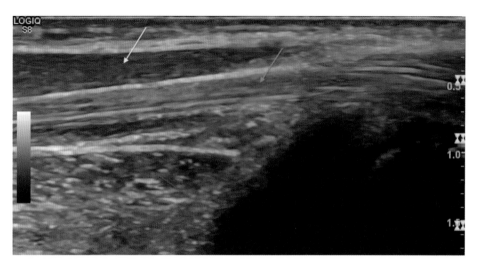

图 8.1　声像图显示肌肉和肌腱之间的对比。长轴切面显示回声较低(较暗)的肌肉(黄色箭头)与其旁高回声(较亮)的肌腱(蓝色箭头)。注意低回声的肌纤维与肌腱纤维结构的关系,还要注意肌肉相对于探头在短轴上的不同表现(红色箭头)。

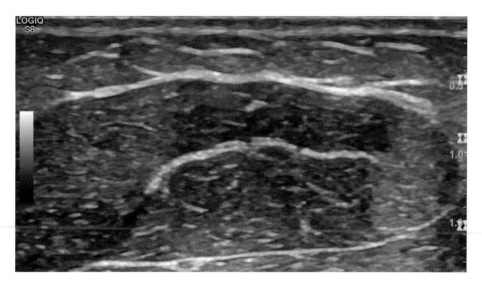

图 8.2　声像图显示肌肉在短轴上呈"星夜"表现,高回声的结缔组织点缀在低回声的肌纤维之间。

肌肉成像技术

　　扫查肌肉时应包括短轴和长轴切面,且检查区域要充分,以便发现存在的异常。探头应放置在短轴和长轴恰当的平面,避免倾斜,这样有利于识别肌肉的正常结构(图 8.8)。掌握被检肌肉起止点的正常形态和位置知识对于如何正确放置探头至关重要。

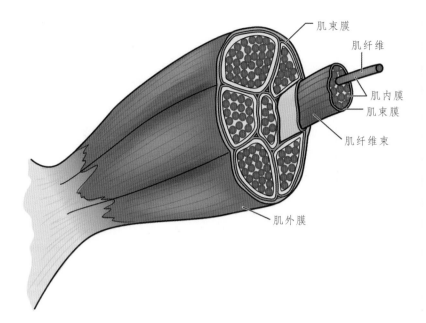

图 8.3　骨骼肌组成示意图。一束肌纤维由肌束膜包裹组成肌纤维束。

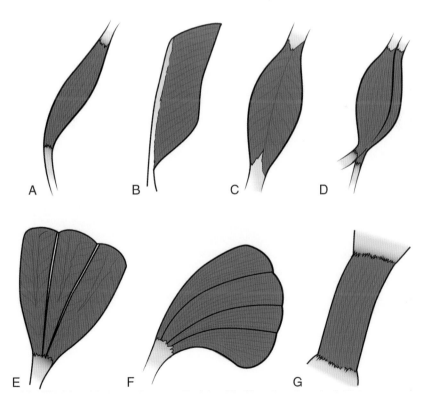

图 8.4　各种类型肌肉的示意图。平行肌 (A)、单羽肌 (B)、双羽肌 (C)、梭肌 (D)、多羽肌 (E)、汇聚肌 (F) 和四方肌 (G)。

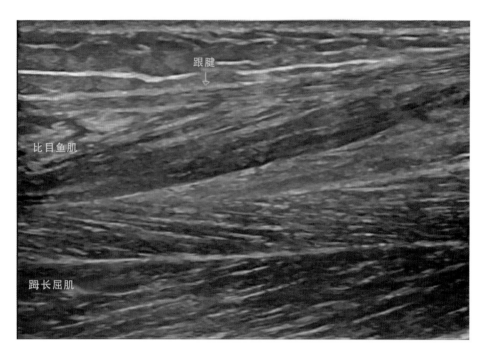

图 8.5 声像图显示单羽状结构的比目鱼肌附着于跟腱上。深方为双羽状结构的踇长屈肌。

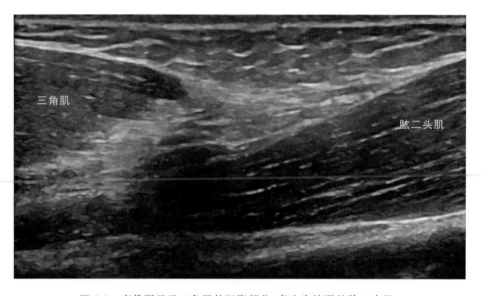

图 8.6 声像图显示三角肌的汇聚部分,旁边为梭形的肱二头肌。

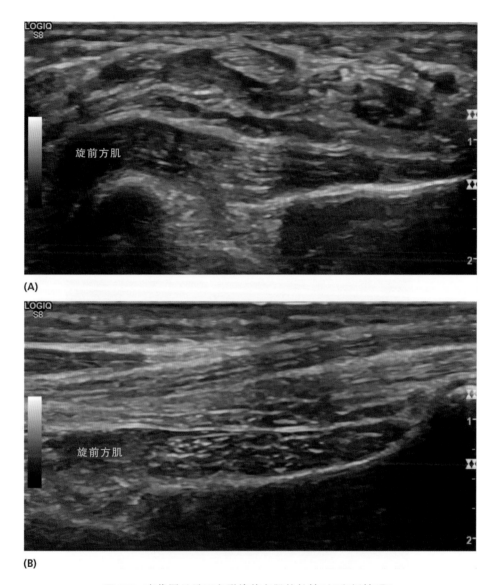

图 8.7　声像图显示四方形旋前方肌的长轴(A)和短轴(B)。

　　肌肉通常在短轴切面上更容易被识别出来(图 8.9)。这就需要详细地学习断层解剖知识。肌肉与肌腱的移行处是机械损伤的常见部位,通常在长轴切面上更容易被识别出来(图8.10)。需要时可利用肌腱的起止点来帮助识别肌肉。

　　对于肌肉而言,超声的动态扫查比其他影像学方法具有更明显的优势。超声易于检查肌肉的运动情况,可以看到肌肉随着伸展而延长以及随着收缩而缩短、增厚。这种外观的改变还取决于是在长轴还是在短轴方向上。

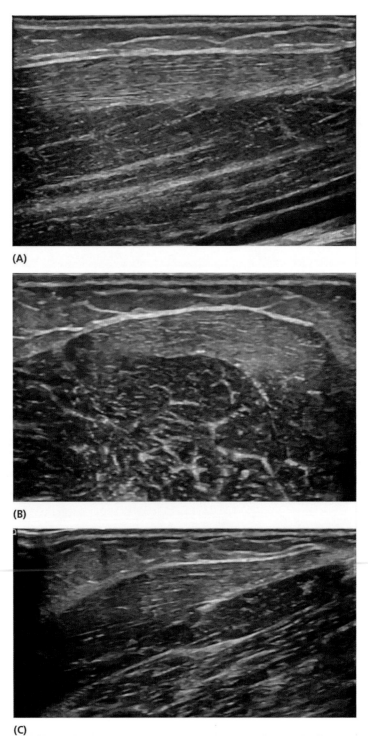

(A)

(B)

(C)

图 8.8 肱二头肌的长轴(A)和短轴(B)声像图。长轴切面可以显示肌肉的正常纹理,并且在恰当的短轴切面上,可以很好地识别出肌肉的典型结构。如果探头放置倾斜(C),检查肌肉结构时会存在一定困难。

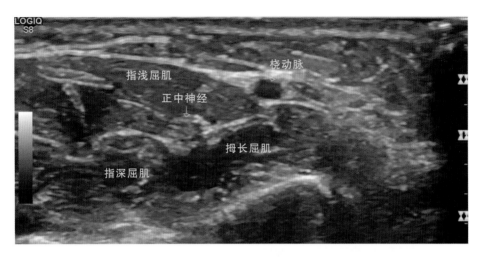

图 8.9 前臂掌侧短轴切面声像图。短轴切面通常可提供最好的解剖定位标志，以帮助正确识别不同的肌肉。图像显示指浅屈肌、指深屈肌和拇长屈肌。

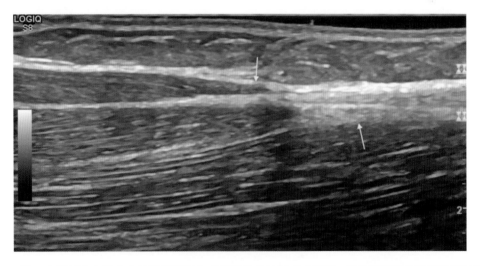

图 8.10 肱二头肌短头和长头在远端逐渐汇合成肌腱的长轴切面声像图。长轴切面通常可提供很好的肌腱结合部的图像。

肌肉病理

损伤

超声对于肌肉损伤的识别具有很高的敏感性。了解病史以及适当的体格检查有助于损伤的定位，然而大多数肌肉损伤会发生在肌腱结合部附近(图 8.10)。跨过两个关节的肌肉，如腓肠肌内侧头、股直肌和股二头肌等都极易受伤。严重累及筋膜和肌肉的损伤较容易识别出来(图 8.11)。轻微的仅累及少许肌纤维的损伤,则需要细心地检查并与临床相结合(图 8.12)。肌肉损伤一般被认为是肌纤维和正常纤维脂肪隔膜的撕裂。在急性损伤中,由于血液渗出和水肿,受伤区域的回声一般会变得更低(更暗)。常常应通过两个切面来确定异常(图 8.13)。低回声的出血和水肿,其进展阶段通常在受伤后 1~2 天。因此,对于轻微的急性损伤,过早地进行超声扫查会导致敏感性降低。肌肉损伤导致的大血肿通常较容易识别,并且一般会持续数周(图 8.14)。大部分慢性肌肉损伤可形成纤维化瘢痕,显示为肌肉内不规则的高回声(明亮)区(图 8.15)。

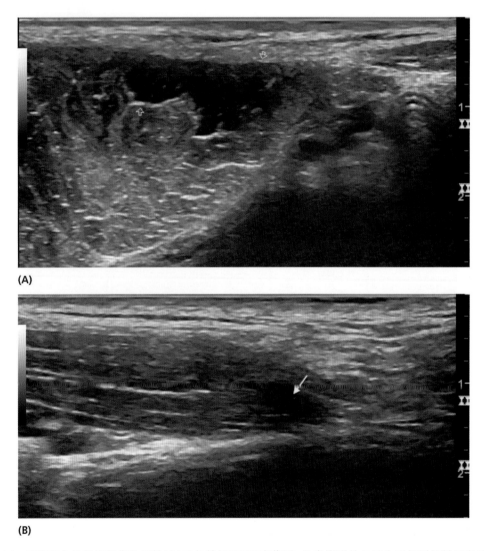

(A)

(B)

图 8.11　腹直肌急性重度损伤的短轴(A)和长轴切面(B)声像图。肌肉撕裂处显示为不规则的低回声(较暗)区(黄色箭头),其内正常肌肉纹理回声消失。

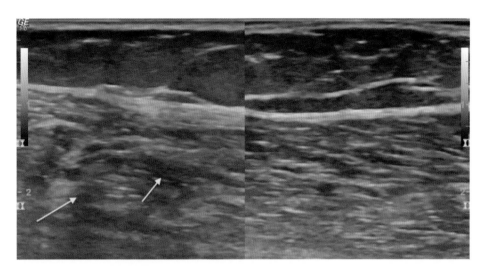

图 8.12 声像图显示肌肉的轻微急性损伤(左图)与正常侧(右图)的对比。左图示肌纤维和纤维脂肪隔膜轻微撕裂(黄色箭头)。肌纤维的声像改变在动态扫描时会更为明显,而静态显像则难以发现。

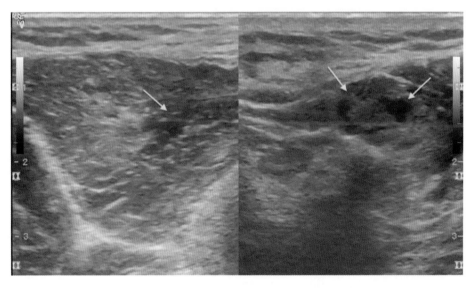

图 8.13 背阔肌急性损伤的短轴(左图)和长轴切面(右图)声像图。损伤部位表现为低回声(暗)区和肌纹理消失(黄色箭头)。在评估软组织损伤时,应在短轴和长轴切面下观察,多个切面扫查往往有助于发现病变。

术后或创伤性改变

肌肉创伤有多种类型,可以是肌肉挫伤以及部分或完全撕裂。外伤可导致血肿出现,通常表现为低回声(暗)或无回声(黑)(图 8.14)。挫裂伤,包括外科手术在内,导致的损伤通常在图像的浅表组织中(图 8.16)。详细询问病史和体格检查对于评估患者先前手术或外伤的声像图表现具有很大帮助。

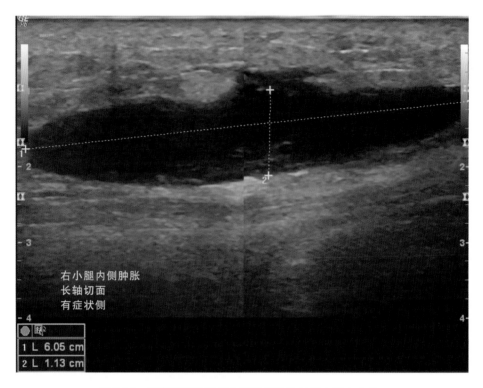

右小腿内侧肿胀
长轴切面
有症状侧

1 L 6.05 cm
2 L 1.13 cm

图 8.14　声像图显示利用分图拼接法显示的小腿大血肿。

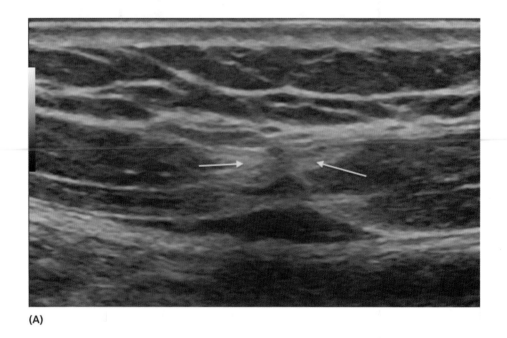

(A)

图 8.15　腹直肌慢性损伤后瘢痕形成(黄色箭头)的长轴(A)和短轴切面(B)声像图。瘢痕表现为不规则的高回声(明亮)区,与肌肉组织的低回声(暗色)形成鲜明对比。(待续)

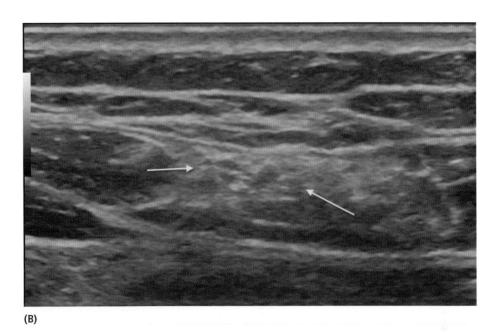

(B)

图 8.15(续)

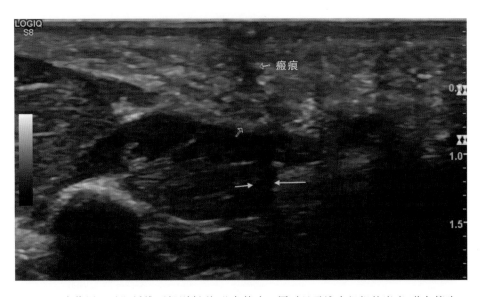

图 8.16　声像图显示肌纤维不规则断裂(蓝色箭头),同时显示浅表组织的瘢痕(黄色箭头)。

肌疝

　　肌疝是由于肌筋膜的局部缺损,导致肌肉通过缺损处突出。 肌疝可能无症状,但也可能会引起疼痛。由于需要了解包块的性质,因此对于肌疝的检查来说,超声是一种很好的成像模式(图 8.17)。检查者应使用大量耦合剂并轻微加压探头。当肌肉收缩时,肌疝通常会更明显。

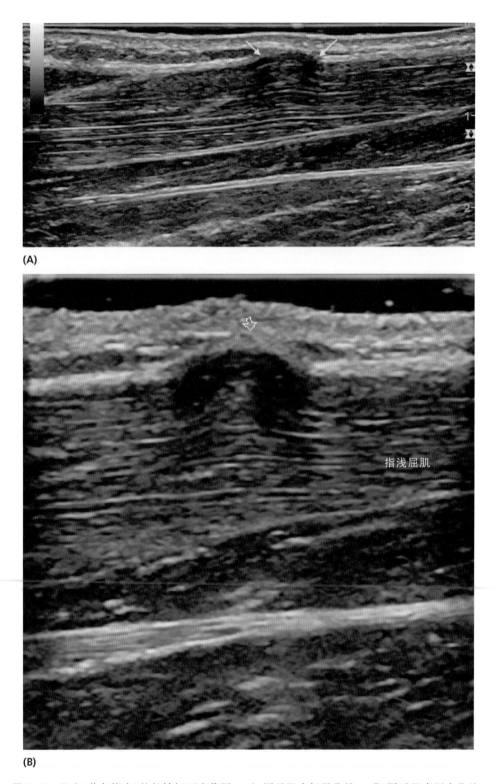

(A)

(B)

图 8.17　肌疝(黄色箭头)的长轴切面声像图。(A)图示肌肉轻微收缩。(B)图示肌肉用力收缩。

去神经支配

支配肌肉的神经损伤会导致肌肉去神经性萎缩。由于肌肉组织逐渐被脂肪组织取代,在超声检查中呈慢性疾病改变,表现为高回声(更明亮)(图 8.18)。这也可能是由于结缔组织相对于肌纤维的比例增加所致。此外,神经源性肌肉萎缩会导致局部肌肉体积变小(图 8.19)。肌肉的双侧比较对评估单侧外周运动神经损伤通常很有帮助(图 8.20),能很好地发现回声的改变,并且通过精确测量来比较大小的差异。

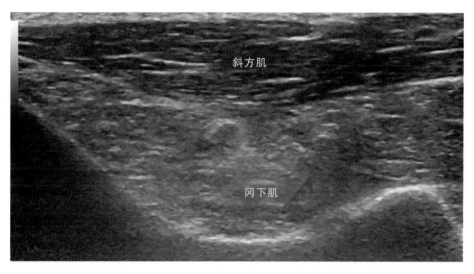

图 8.18　冈下肌的短轴切面声像图,由于肩胛上神经病变,导致冈下肌去神经性萎缩,表现为高回声(明亮)。注意与斜方肌的正常回声相对比。

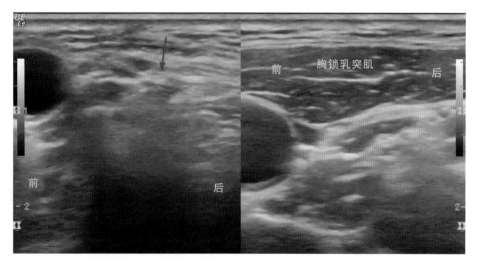

图 8.19　声像图显示在短轴切面上,去神经性萎缩的胸锁乳突肌(左图,红色箭头)与正常侧(右图)的对比。注意去神经支配的肌肉已经失去正常的回声,并且已被高回声(明亮)的结缔组织取代。

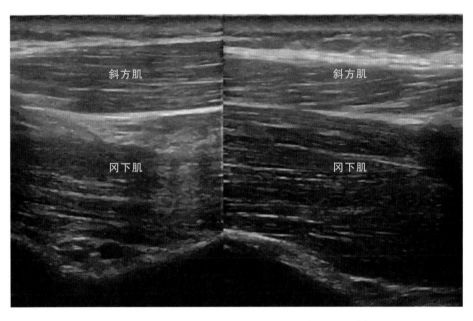

图 8.20 声像图显示在短轴切面上,部分去神经支配的冈下肌(左图)与右图正常侧的对比。在这种情况下,神经病变不是很严重,未使肌肉实质完全减损。利用双侧对比可以更好地发现患侧肌肉高回声(更亮)改变。

肌病

大多数肌病的肌肉异常与去神经支配不同。和神经源性萎缩相似的是,肌肉的回声通常比正常肌肉增高(明亮)(图 8.21)。这是由于正常肌肉组织的减损,而且有脂肪组织嵌入、纤维化以及在某些情况下的炎性介质浸润。肌病与神经源性萎缩的区别是肌肉大小通常保持正常。大多数肌病没有特异性,而且对称发病,因此双侧比较对诊断帮助较少,肌肉的回声改变应与已确定的参考标准来进行比较。一些肌病累及的区域相对集中,在超声上易于区分。这使得超声在确定累及区域上成为一种有价值的手段,以帮助识别肌病。

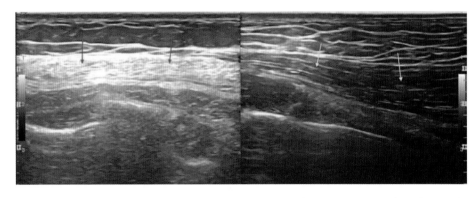

图 8.21 分图显示面肩胛肱骨营养不良症(FSH)患者(左图)与正常人(右图)相比肌肉回声的不同。注意与正常人肌肉(黄色箭头)相比,FSH 患者的肌肉(红色箭头)表现为高回声(明亮)。

变异、先天性缺失和副肌

　　变异、副肌或肌肉先天性缺失不被认为是病理改变；然而，诊断它们可以与病理情况做出鉴别。患者通常不会意识到这些变化，除非出现异常肿块才会引起注意。当肌肉出现解剖学异常时，常被认为是肌肉变异。当在通常没有肌肉的位置上出现肌肉时，常被认为是副肌（图 8.22）。超声有助于把肌肉先天性缺失与萎缩、去神经支配区分开来。在所有这些情况下，需要详细了解肌肉的解剖，包括正常的起止点以及常见的解剖变异，而且还需要与良好的扫查技术相结合来做出准确的诊断。肌肉骨骼评估与其他组织检查一样，任何病理诊断都应始终与病史和体格检查的临床信息相结合。

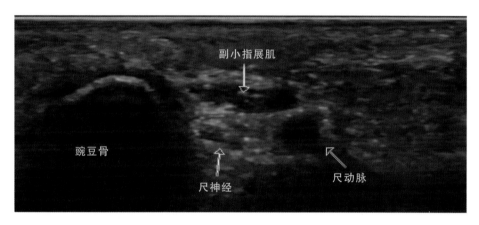

图 8.22　声像图显示用超声来识别副肌。该图为尺管的短轴切面，尺管内有副小指展肌，表现为覆盖在神经血管结构上的低回声肌肉区域。

要点 ···

1. 肌肉的回声通常低于(较暗)其他组织。
2. 从肌肉的起点扫查到止点有助于进行识别。
3. 肌肉病变应始终在短轴和长轴切面上进行评估。
4. 肌肉病变应始终结合临床信息来进行诊断。

参考文献

1. Bianchi S, Martinoli C, eds. *Ultrasound of the Musculoskeletal System*. Berlin: Springer-Verlag; 2007.

2. Jacobson JA. *Fundamentals of Musculoskeletal Ultrasound*. 2nd ed. Philadelphia, PA: Elsevier Saunders; 2013.

3. Strakowski JA. *Ultrasound Evaluation of Focal Neuropathies. Correlation With Electrodiagnosis*. New York, NY: Demos Medical; 2014.

4. Van Holsbeeck MT, Introcaso JS. *Musculoskeletal Ultrasound*. 2nd ed. St. Louis, MO: Mosby; 2001.

5. Walker FO, Cartwright MS, Wiesler ER, Caress J. Ultrasound of nerve and muscle. *Clin Neurophysiol*. 2004;115(3):495–507.

第 9 章

神经成像

超声是一种评估外周神经组织的非常好的技术,由于分辨率高并具有动态扫查功能,其能够精确测量细微的变化,检测内部结构的变化和周围组织的动态影响。在肌肉骨骼系统检查中,日渐成熟的外周神经成像技术可用于特定组织的识别,诊断性评估局灶性和广泛性神经病变,引导神经阻滞判断。

正常神经结构

神经在超声图像上表现为连续的束状结构(图9.1),它与肌腱典型的细线样结构不同(图9.2)。高回声(明亮)的神经外膜包裹低回声(暗)的神经束,在短轴切面上,常被描述为"蜂窝状"表现(图9.3)。

组织学上,神经束膜包绕神经束,神经内膜覆盖神经纤维(图9.4),神经最外面的鞘被称为神经外膜。

神经通常有动脉和静脉伴行,需要识别它们从而能够可靠地鉴别神经(图9.5)。多普勒成像可探查到管腔内的血流信号(图9.6)。静脉因其可压缩性可用来帮助识别(图9.7)。神经通常具有神经内血管,然而,在超声图像上通常不易观察到。准确识别较大的血管结构非常重要,以便在进行测量时将其与神经区分开。通常,由近至远追踪扫查可以提高这种判断,必要时,多普勒超声有助于诊断(图9.8)。

神经的扫查技术

通常在短轴切面上更容易识别神经,应努力辨认其束状结构,并与周围组织相区别(图9.9)。来回反复扫查有助于区分神经与其他周围组织。用于提高神经识别的其他技术包括周

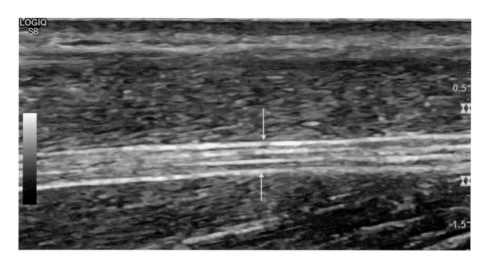

图 9.1 长轴切面声像图显示正常神经的连续束状结构(黄色箭头)。

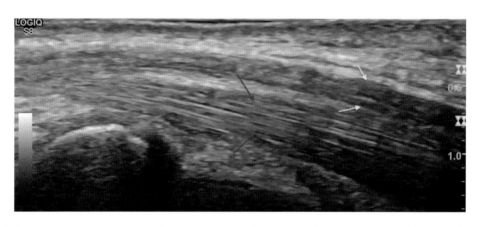

图 9.2 长轴切面声像图显示肌腱的良好细线样结构(红色箭头),与神经的束状结构(黄色箭头)不同。

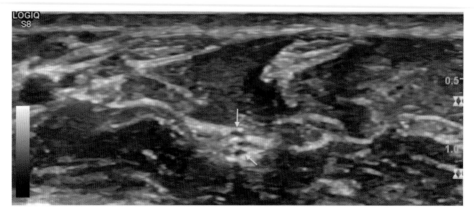

图 9.3 神经的短轴切面声像图。注意,高回声的神经外膜包裹低回声(暗)的神经束。

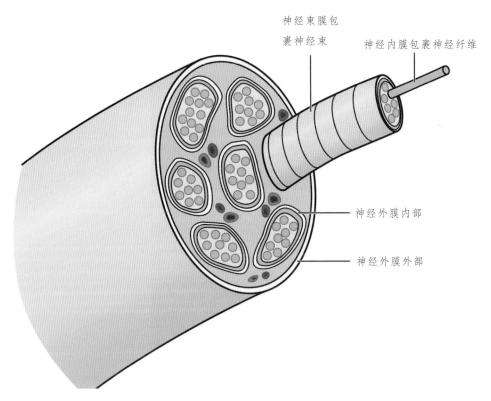

图 9.4 外周神经结构示意图。图示神经内膜包裹神经纤维，神经束膜包裹神经束，若干神经束被神经外膜包裹。

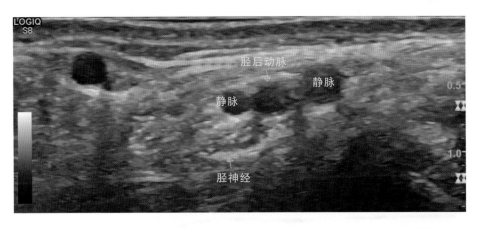

图 9.5 踝关节水平胫神经的短轴切面声像图。伴随的胫后动、静脉有助于识别神经。

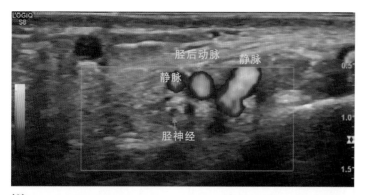

(A)

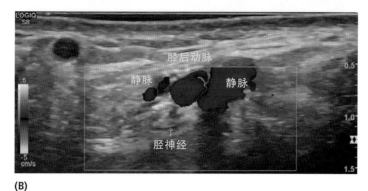

(B)

图 9.6 声像图显示使用能量和彩色多普勒超声识别胫后动、静脉,通过改变探头的压力使静脉内出现血流信号。

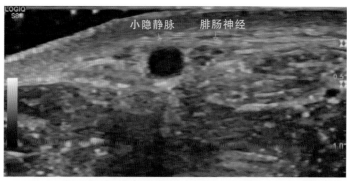

(A)

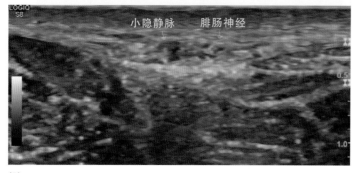

(B)

图 9.7 腓肠神经的短轴切面声像图。低回声(暗)的小隐静脉可作为识别神经的标志。注意,探头压力较小时,静脉显示明显(A),探头压力过大时,静脉被压缩而不易显示(B)。

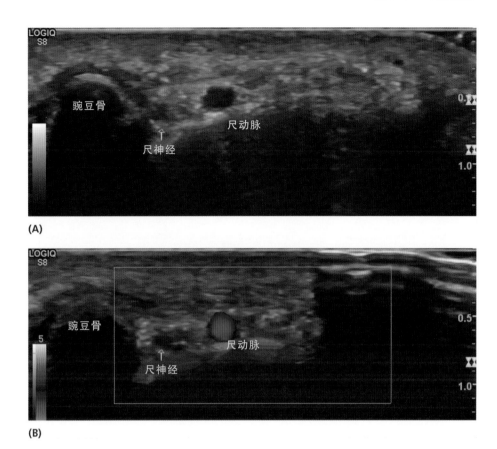

(A)

(B)

图 9.8　尺管内尺神经的短轴切面声像图。灰阶图像 (A) 显示相比周围组织，神经与动脉均表现为低回声 (暗)，使用彩色多普勒 (B) 有助于鉴别尺动脉和尺神经。

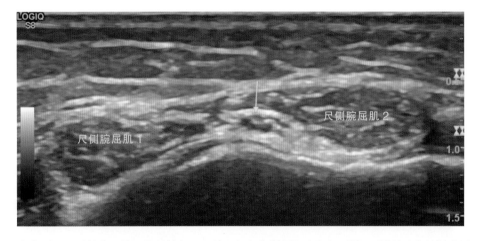

图 9.9　声像图显示肘管内尺神经的短轴切面。神经组织与周围肌肉组织不同，上图所示为尺侧腕屈肌的两个起点。在短轴切面上来回追踪扫查神经，可增加与其他组织的对比度，从而提高神经识别敏感性。

围组织的运动、调整或摆动探头，或将探头移动到神经与周围组织对比明显的位置(图 9.10)。借助一些明显的解剖学标志有助于识别较难确认的神经(图 9.11)。在短轴切面上沿着神经扫查时，快速扫查通常比慢速扫查更有利于突出组织间的对比度。涂抹足量的耦合剂也有助

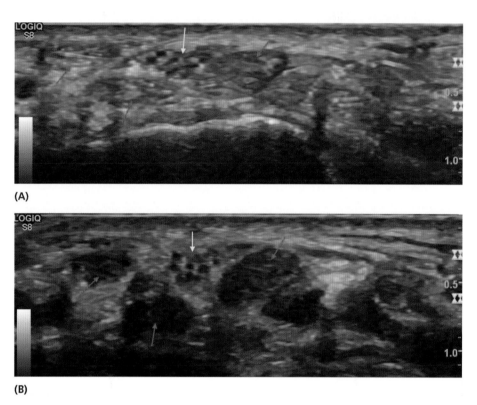

图 9.10　声像图显示使用各向异性鉴别神经与肌腱。图像显示了正中神经(黄色箭头)和腕管内屈肌腱(红色箭头)的短轴切面。(A)图示探头垂直于神经和肌腱时的超声图像。(B)图示通过调整探头减少了组织的各向异性伪像。注意，各向异性伪像对肌腱的影响更大，导致回声的巨大改变，该图像显示了如何调整探头来鉴别神经。

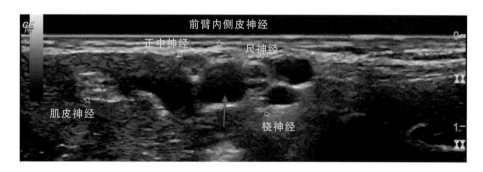

图 9.11　声像图显示利用不同的解剖学标志来识别较难确认的神经。根据其相对于腋动脉(红色箭头)的不同位置来识别外周神经。

于扫查。

检查者应注意探头放置在组织上所产生的压力,压力过大会改变下方神经的形状,也会压缩周围组织,这包括周围的血管结构,如有助于神经定位的静脉(图 9.7)。在某些情况下,增加探头的压力可以提高深部位置神经的图像质量(图 9.12)。

大多数超声仪器可以精确测量神经,最常用的是在短轴切面上测量神经的横截面积,这可以通过直接描记神经的边界或通过使用卡尺和椭圆标尺来间接测量。无论使用哪一种技术,应在神经外膜的内界进行测量(图 9.13)。一旦有足够的经验,直接描记法通常更可靠。应注意尽可能使探头垂直,在此图像上的神经测量才较可靠,这通常意味着在短轴切面上探头应尽可能获取最小的神经横截面积。图像倾斜可能会造成人为误差,增大横截面积(图9.14)。尺寸相对较小的神经由于无法获得可靠的横截面积,所以在短轴上测量直径比横截面积更实用。

长轴切面也常用来测量神经的直径(图 9.15)。这一切面测量神经往往更具挑战性,因为神经通常不会沿直线走行,应全面扫查神经,以确保探头能准确获取神经的最大直径切面。应注意准确识别周围组织,确保仅测量神经组织,长轴切面测值也应与短轴切面测值相结

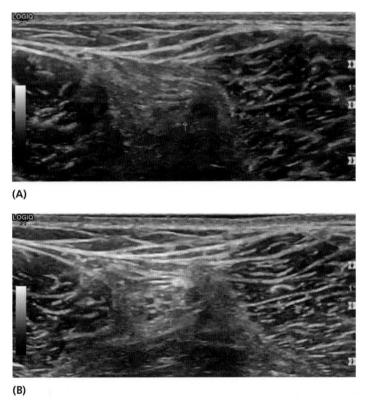

(A)

(B)

图 9.12 声像图显示同一坐骨神经(黄色箭头)的短轴切面,证明增加探头压力可使神经显示更清晰。(A)图示探头压力较轻。(B)图示增加探头压力。注意,随着探头压力的增加(B),提高了深方坐骨神经束状结构的分辨率。

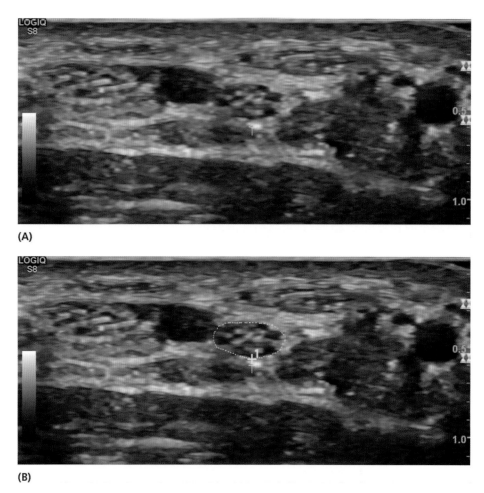

(A)

(B)

图 9.13 神经的短轴切面声像图。(A)图示探头垂直于神经时,显示神经的最小横截面积。(B)与 A 图为同一张图,显示直接描记法测量神经。注意,描记线要位于神经外膜的内侧。

合,以保证测量的准确性。

神经病理学

由于局部损伤或全身性疾病,外周神经在超声上的表现多样,且通常与病变程度有关。局灶性神经病变通常在靠近损伤部位出现异常肿胀(图 9.16),然而其表现形式可多样化(图 9.17)。在适当的情况下,精确测量和使用双侧对比有帮助,短轴切面测量是最常使用的方法,但长轴切面也提供了所需的视角。目前,已报道的许多外周神经的横截面积正常值之间存在很大差异,这可能与神经测量的方式不同有关。腕管正中神经是超声研究最多的神经,许多关于正中神经的研究已报道了略有不同的正常值,但普遍认为横截面积>13mm^2 高度提示腕管正中神经的病变,许多学者认为其横截面积在 10~13mm^2 范围内也是异常的。超声识别正中神经病变与神经电生理具有相似的敏感性,但到目前为止,对确定神经病变的严

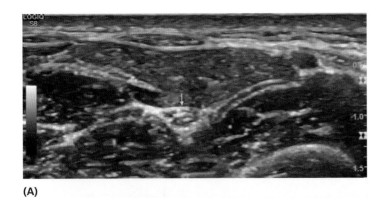

(A)

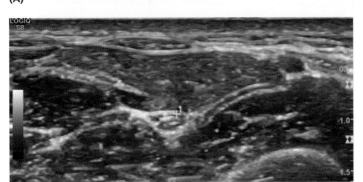

(B)

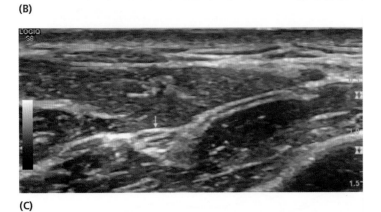

(C)

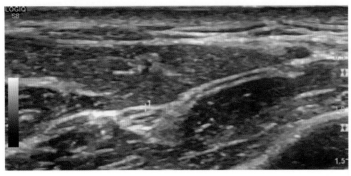

(D)

图 9.14　前臂正中神经短轴切面声像图。(A)图示探头在适当的垂直位置时显示的神经。(B)图示采用直接描记法描绘(A)图中神经的横截面积。(C)图示探头有些倾斜于神经时，神经横截面积异常增大。(D)图示在(C)图上的直接描记法。这些图像说明探头垂直于神经时，才能测量出准确的横截面积。

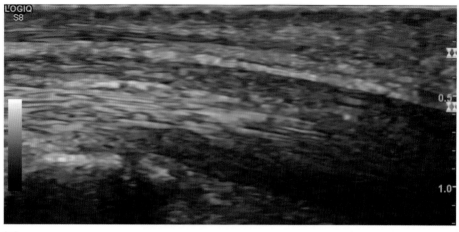

(A)

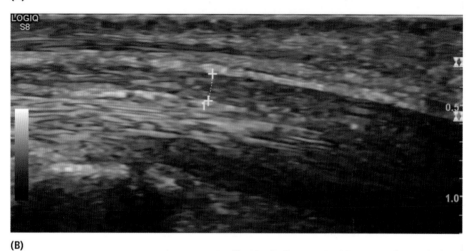

(B)

图 9.15 (A)图为正中神经的长轴切面声像图。(B)图示同一图像上神经直径的测量。

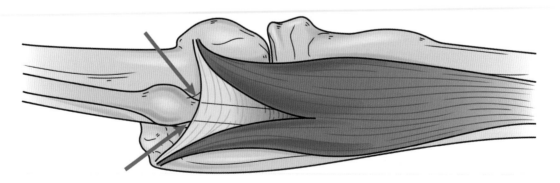

图 9.16 神经卡压示意图。神经卡压位置的近端出现局部肿胀(红色箭头)。

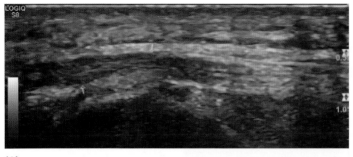

(A)

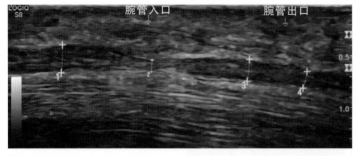

(B)

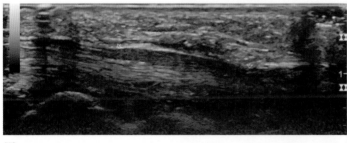

(C)

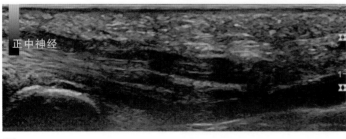

(D)

图 9.17 声像图显示不同的神经卡压性疾病引起神经肿胀的长轴切面图。(A)图示肘关节典型的尺神经远端卡压征象（右上方黄色箭头），以及近端神经的局部肿胀（左下方黄色箭头），其他图像显示腕管正中神经病变术后改变。(B)图示由于中段瘢痕造成局部卡压，近端和远端神经均肿大。(C)图示两个局部卡压区域之间的弥漫性肿胀。(D)图示瘢痕造成多个区域卡压而引起正中神经弥漫性肿胀。这些图像显示局灶性神经病变不同的表现，说明需要检查整个潜在病变的区域。

重程度，超声仍未显示出与电生理诊断一样的价值。

外周神经的大小受体重指数、性别、年龄和其他因素影响，利用未受影响的外周神经区域作为对照有助于确定病理改变(图 9.18)。

除测量大小外，识别神经正常结构的变化也可以提示神经病变(图 9.19)。神经大小和神经病变的相对严重程度之间没有很好的一致性，但可显示的神经的正常束状结构断裂往往

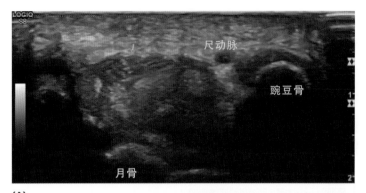

(A)

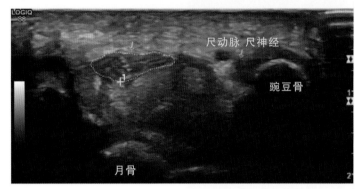

(B)

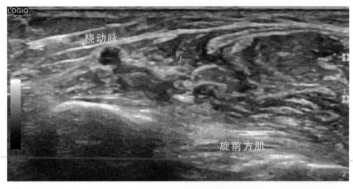

(C)

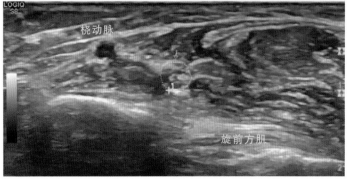

(D)

图 9.18 腕管内正中神经(黄色箭头)的短轴切面声像图。(A)图示腕管内正中神经。(B)图示使用直接描记法测量神经横截面积。(C)图示前臂远端旋前方肌区域的正中神经。(D)图示在该水平直接描记神经。该病例显示用不受影响的前臂远端区域作为对照,有助于识别在卡压处神经的相对异常程度。

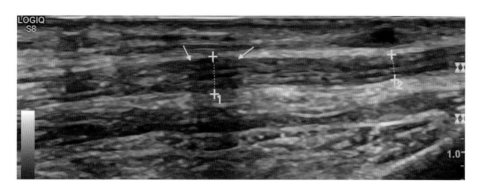

图 9.19　前臂远端挤压伤导致的正中神经局部病变(黄色箭头)的长轴切面声像图。注意,损伤区域的肿胀相对较小,但神经束结构明显肿大。

与轴突损伤有关。超声可以将横断面的完全断裂(神经断裂)与结缔组织完整的无功能性神经(轴突完全断裂)区分开(图 9.20),这是超声相比常规体格检查和电生理检查的优势,后两者无法可靠地区分这些病变。这些方法可以提高治疗决策的敏感性,包括外科手术治疗。

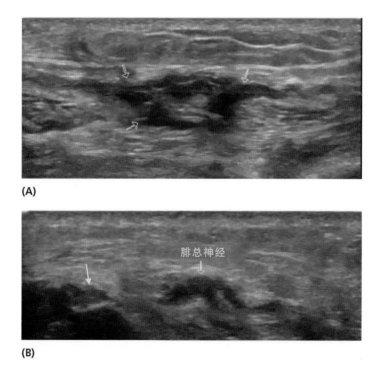

(A)

(B)

图 9.20　外周神经损伤的长轴切面声像图。超声可以区分结缔组织连续的功能性轴突断裂(A)和结缔组织不连续的完全神经断裂(B)。注意(B)图示神经组织是断开的(黄色箭头),这是超声成像的一个重要特征,因为传统的神经电生理技术无法区别。

　　超声也可以确定导致外周神经损伤的因素,包括神经内和神经外的肿瘤、异常运动和半脱位、组织侵犯、血肿、瘢痕和其他术后变化以及异物。此外,运用多普勒成像可以在一些外周神经病变中看到增加的血流信号。超声是一种有价值的工具,可用于评估一系列易致病条件下的外周神经。与其他肌肉骨骼系统或神经肌肉组织检查一样,病理学结果应始终考虑适当的临床背景,包括病史和体格检查。

要点

1. 外周神经具有束状结构,与肌腱的纤维结构不同。
2. 当检查较难辨别的外周神经时,可利用容易识别的解剖学标志。
3. 短轴切面上测量外周神经应在神经外膜的内侧。
4. 区分外周神经病变时应始终在短轴和长轴切面上测量。
5. 外周神经病变诊断应始终结合适当的临床背景。

参考文献

1. Bacigalupo L, Bianchi S, Valle M, Martinoli C. [Ultrasonography of peripheral nerves]. *Radiologe*. 2003;43(10):841–849.

2. Bianchi S, Martinoli C, eds. *Ultrasound of the Musculoskeletal System*. Berlin: Springer-Verlag; 2007.

3. Strakowski JA. *Ultrasound Evaluation of Focal Neuropathies. Correlation With Electrodiagnosis*. New York, NY: Demos Medical; 2014.

4. Walker FO, Cartwright MS, Wiesler ER, Caress J. Ultrasound of nerve and muscle. *Clin Neurophysiol*. 2004;115(3):495–507.

第 10 章

其他组织成像

引言

要识别结构之间的关系，就需要了解其他组织的声像图表现，骨骼、皮肤、脂肪、软骨、韧带、动脉和静脉在声像图上都具有特征性的表现。了解这些组织的典型声像图和病理学表现是提高肌肉骨骼超声评估灵敏度的必备条件。

骨骼

超声波无法穿透骨骼，由于密集钙化的骨皮质，几乎所有声波都会被反射回探头。相对于周围组织，高声阻抗的骨骼在超声上表现为强回声(图 10.1)。超声比较易于识别出骨骼，但基本上只能显示表面的骨皮质。骨皮质深方的图像表现通常被称为骨影，这一术语的应用是由于强回声骨骼的深方发生声波衰减而产生的伪像，这就限制了超声对骨组织及其深面组织的充分显示。当需要显示骨骼及其深面软组织时，应考虑使用其他成像方式，如放射平片、电子计算机断层扫描或磁共振成像。

由于骨性标志显而易见，其常被用来帮助识别难以辨别的软组织结构(图 10.2)。骨骼表面的异常，尤其是在韧带或肌腱的附着部，常提示为损伤(图 10.3)。超声是识别骨赘和骨刺的最佳方法(图 10.4)，其分辨率高，能够识别出在 X 线上未能显示的骨皮质破坏(图 10.5)。

在炎性关节病中，骨质侵蚀和周围滑膜增生可以用超声来进行检测。能量多普勒显示血流信号增多可以反映炎症情况(图 10.6)。

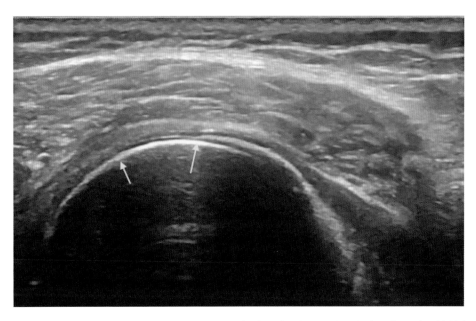

图 10.1 声像图显示骨骼的界面(黄色箭头)。由于骨皮质和周围软组织之间的声阻抗差异而使骨皮质显示为强回声。

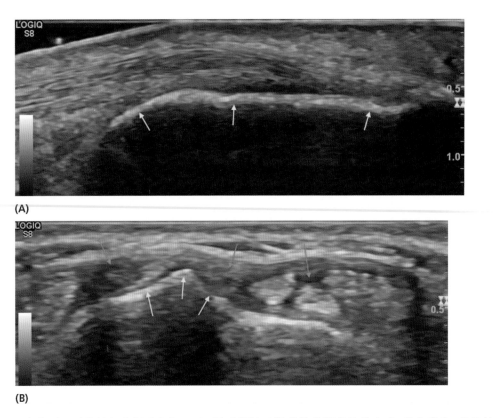

图 10.2 声像图显示骨性标志帮助定位。(A)图示跟腱于跟骨结节附着处骨皮质(黄色箭头)的长轴切面。(B)图示腕背部的骨性标志 Lister 结节(黄色箭头)有助于识别背侧骨纤维管(蓝色箭头)。

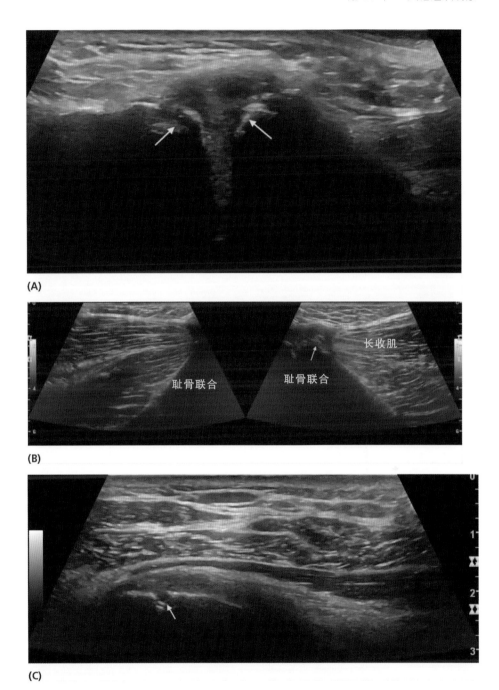

图 10.3 声像图显示骨皮质不规整可提示病理异常。(A)图示肩锁关节面不规整(黄色箭头),反映退行性病变的程度。(B)图示在长轴切面上,长收肌起点处骨皮质不规整(右图:黄色箭头),与正常侧(左图)相比,反映出肌腱末端病。(C)图示冈下肌(黄色箭头)止点处骨质轻微不规整。这种性质的骨质变化应提醒检查者去检查该区域是否有肌腱病和部分撕裂。

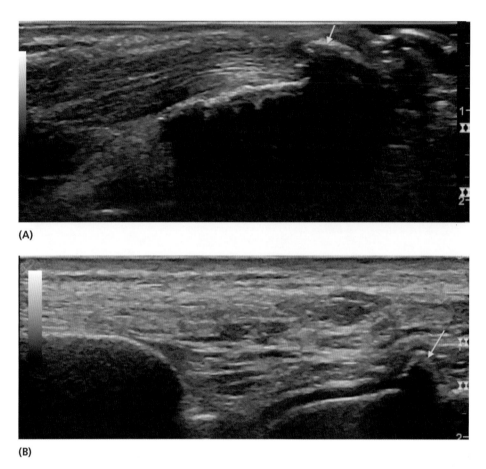

图 10.4 声像图显示骨质不规整。(A)图示肱三头肌止点处(黄色箭头)鹰嘴的骨刺。(B)图示位于胫距关节内距骨顶的骨赘。

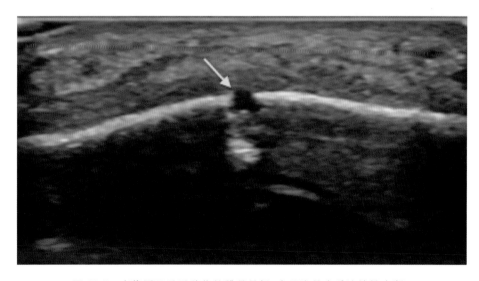

图 10.5 声像图显示无移位的腓骨骨折,表现为骨皮质连续性中断。

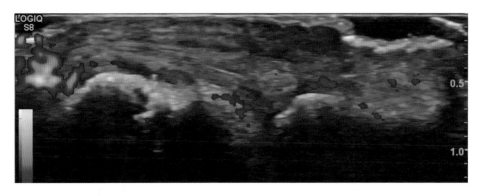

图 10.6 声像图显示类风湿关节炎患者骨质不规整、骨侵蚀和滑膜炎,能量多普勒表现为血流信号增多。

皮肤

超声可进行皮肤显像。在常规的肌肉骨骼检查中,通常不对皮肤做详细评估。然而,皮肤层的识别可对其他结构做出适当的定位。根据身体的不同位置,皮肤厚度在 1.4~4.8mm 之间,它由深层(真皮)和浅层(表皮)组成。皮肤是超声评估中看到的最表浅组织层(图 10.7),因此,最好使用高频率的超声探头。专用的超高频(20~50MHz)探头可用来评估皮肤病的情况。在肌肉骨骼检查中,皮肤疾病,如感染、瘢痕组织和肿瘤都能够被识别出来(图 10.8)。

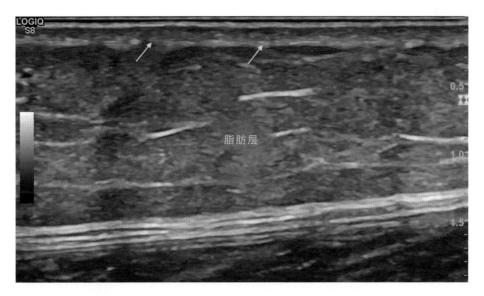

图 10.7 声像图显示皮肤(黄色箭头)和皮下脂肪层。

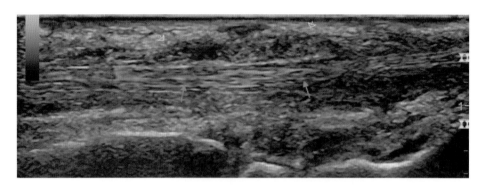

图 10.8 声像图显示皮肤正常回声的改变。本例表现为手术后不均质瘢痕(黄色箭头)改变。注意到瘢痕对深方的肌腱(蓝色箭头)产生了一些占位效应。

脂肪

脂肪或脂肪组织被看作为是皮下组织的一部分,对深方的肌肉骨骼系统形成保护层。脂肪层回声通常比周围组织低,因此能够与周围组织区分开来。脂肪和皮下层表现为由高回声隔膜包绕的低回声小叶(图 10.9)。皮下层包含有浅表静脉和神经(图 10.10)。超声可以精确测量脂肪层的厚度, 在评估脂肪萎缩,包括已知的类固醇注射导致的并发症时具有重要价值。值得注意的是,需要较低频率的超声波才能充分穿过脂肪的深层区域,因此,在体重指数较高的患者中,一些深层结构的分辨率会降低。

长肌腱的周围可以看到脂肪垫(图 10.11),检查时应观察脂肪垫是否与其他肌肉骨骼结

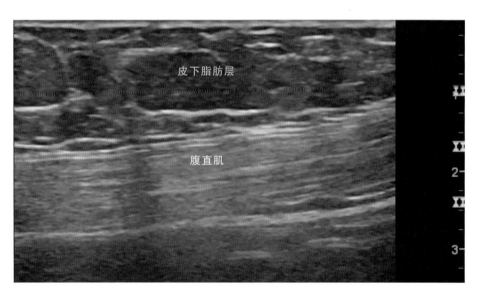

图 10.9 声像图显示皮下脂肪层表现为球状低回声,注意高回声的肌肉层腹直肌位于脂肪的深方。

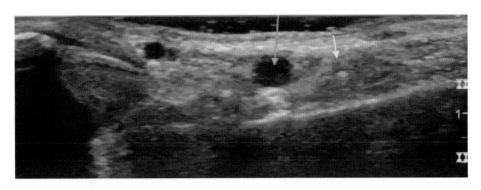

图 10.10 声像图显示在踝关节外侧皮下组织中,小隐静脉(蓝色箭头)和腓肠神经(黄色箭头)的短轴切面。

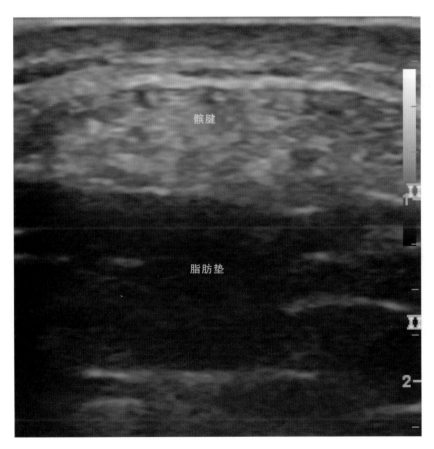

图 10.11 声像图显示肌腱深方的脂肪垫。图像为髌腱的短轴切面和深方的 Hoffa 脂肪垫。注意脂肪垫的回声比肌腱的更低。

构同时损伤(图 10.12)。外伤和脂肪坏死可以通过脂肪小叶的回声改变来识别。皮下层的水肿和感染,如蜂窝织炎也可用超声来鉴定。水肿表现为脂肪小叶间的低回声,而感染则为正常回声消失(图 10.13),但超声不总能准确区分水肿和蜂窝织炎。

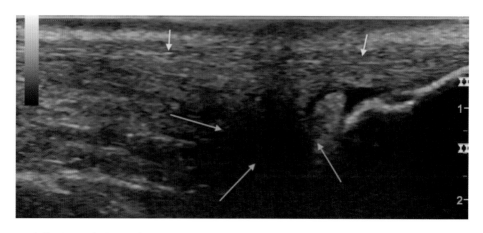

图 10.12　声像图显示脂肪垫的病理改变。跟腱(黄色箭头)后方的 Kager 脂肪垫(蓝色箭头)的正常回声中断,提示跟腱病导致的异常水肿。

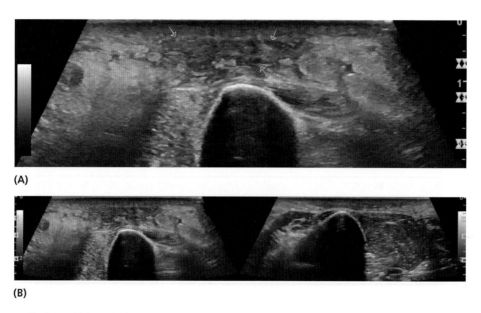

图 10.13　前臂的短轴切面声像图示皮下层蜂窝织炎。(A)图示回声的中断和组织的增厚(黄色箭头)。(B)图示患侧的前臂(左图)与健侧(右图)之间的对比。

软骨

　　在超声图像中,如果软骨内充满水分,则表现为无回声,否则为高回声。在关节中,正常透明软骨覆盖在平滑的骨表面,表现为薄层低回声(图 10.14)。相比之下纤维软骨,如肩关节盂唇或膝关节半月板则表现为高回声(图 10.15)。纤维软骨含有大量高反射的胶原纤维。透明软骨变薄可以用超声来精确测量。纤维软骨损伤通常表现为从骨质或关节囊中撕裂。

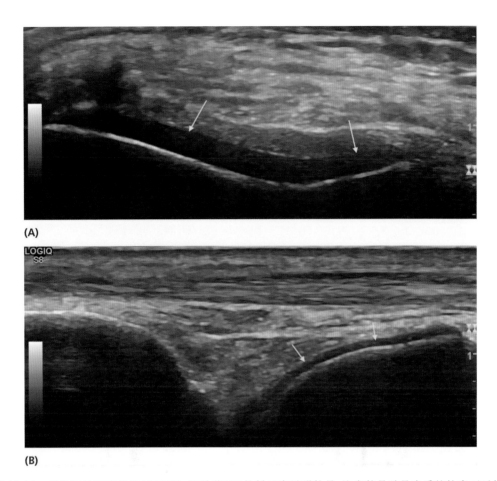

图 10.14 声像图显示膝关节(A)和胫-距关节(B)的低回声透明软骨,注意软骨随骨皮质的轮廓而延伸。

韧带

韧带表现为稍高回声的纤维状结构(图 10.15 和图 10.16)。将探头放置在其相连的骨性标志之间能更易识别出韧带。与肌腱一样,韧带具有高度的各向异性,探头放置时应使入射声束垂直于韧带,各向异性伪像可能会与韧带损伤相混淆。

韧带的位置比周围肌腱更深,按压韧带可评估其完整性(图 10.17)。韧带损伤可以通过纤维结构的不规整或完全中断反映出来。

滑囊

滑囊是内衬滑膜的滑液囊,可减少组织,如肌腱、骨骼和肌肉之间的摩擦力。滑囊通常被视为是潜在的腔隙(图 10.18)。由于这一原因,它们在超声上通常难以显示,除非是滑囊炎导致的囊腔增大(图 10.19)。还应检查增大的滑囊是否有钙化。滑囊增大的原因可能是过度摩

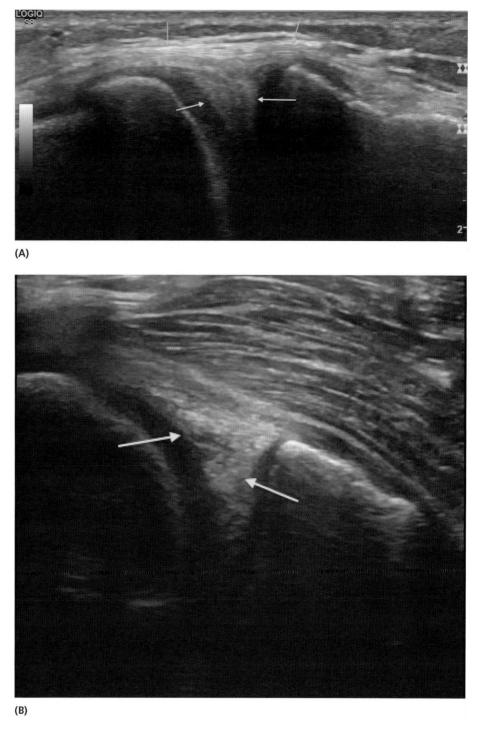

(A)

(B)

图 10.15　声像图显示纤维软骨的回声表现。图像包括内侧半月板的前角 (**A**) 和后角 (**B**)(黄色箭头)。注意到纤维软骨的高回声与透明软骨的低回声形成鲜明对比,还显示了内侧副韧带的纤维状结构 (**A**)(蓝色箭头)。

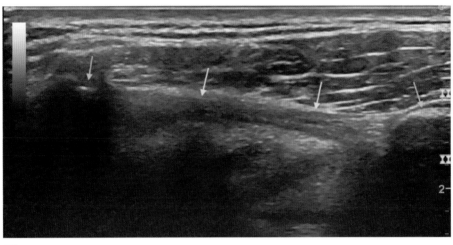

(A)

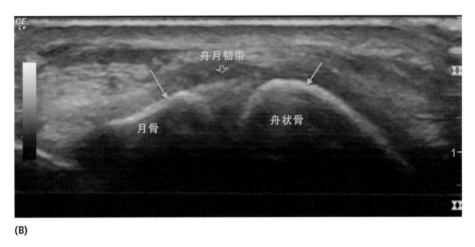

(B)

图 10.16 韧带纤维状结构的长轴切面声像图。(A)图示喙肩韧带(黄色箭头)。(B)图示舟月韧带(黄色箭头)。观察韧带最好的方法是利用其附着的骨性标志(蓝色箭头)来进行检查。

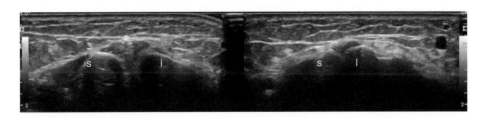

图 10.17 分图显示正常侧舟月韧带(右图)与损伤侧(左图)对比(s,舟状骨;l,月骨),注意损伤侧舟月关节间隙因压力导致异常增宽。

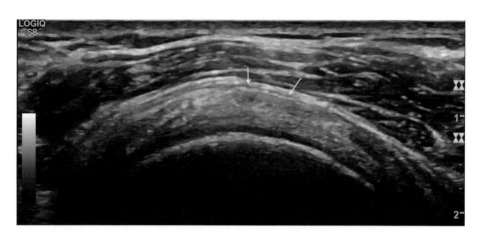

图 10.18　声像图显示正常肩峰下–三角肌下滑囊的表现(黄色箭头)。在正常情况下,滑囊是一个潜在的腔隙。

擦、外伤或感染,发现滑囊增大时应与临床相结合。

　　滑囊根据位置可进行分类。黏膜滑囊位于皮肤与骨性突起之间,滑膜滑囊通常位于更深的位置,在肌肉或肌腱与骨头之间。滑囊也可以分为交通性和非交通性,如果滑囊内液体与关节间隙相通则为交通性。通过了解临床相关的滑囊位置对于完善肌肉骨骼检查至关重要。

动脉

　　动脉短轴切面声像图表现为圆形的低回声结构,并且可根据搏动来识别。加压探头可导

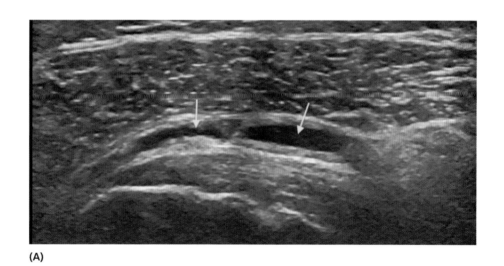

(A)

图 10.19　声像图显示异常增大的滑囊。(A)图示肩峰下–三角肌下滑囊炎伴滑囊增大(黄色箭头)。(B)图示鹰嘴复杂性滑囊炎,注意复杂性滑囊炎并不是简单表现为增大的无回声结构,必要时需结合临床进一步检查。(待续)

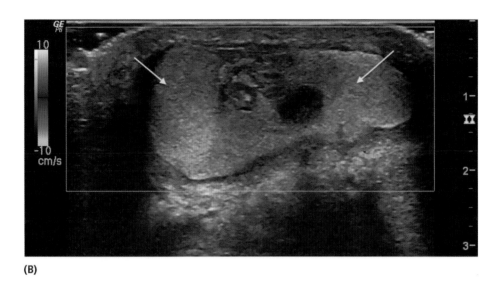

图 10.19(续)

致周围静脉塌陷,同时使动脉搏动更为明显(图 10.20)。多普勒成像可提供更多细节,彩色多普勒通常更适用于较高流速的血管,而能量多普勒对于较低流速血管具有更高的灵敏度(图10.21)。动脉应在短轴和长轴上进行观察,以获得完整图像(图 10.22)。动脉损伤,包括真性动脉瘤和假性动脉瘤可通过超声进行检查,利用多普勒成像可帮助与其他肿块相鉴别(图 10.23)。

静脉

静脉因具有可压缩性,易于与动脉区分开来(图 10.24)。因此,检查者在初次尝试鉴别静脉时应使用轻微压力。静脉中的血流可以通过彩色或能量多普勒观察。在多普勒成像中可看到静脉的血流并不像动脉一样恒定流动,通过对静脉加压和减压可促使血液流动加强(图 10.25)。与动脉相类似,静脉应在短轴和长轴切面上都进行评估(图 10.26)。当评估静脉的压缩性时,长轴切面通常更为可靠(图 10.27)。静脉缺乏正常的压缩性提示可能为静脉血栓形成。静脉无回声表现的缺失和血流的消失也提示血栓形成(图 10.28)。当有以上提示时,应明确是深静脉血栓还是浅静脉血栓(图 10.29)。在肌肉骨骼超声检查时如果怀疑患者有深静脉血栓形成,应常规利用多普勒成像进行检查,特别是检查者在缺乏血管疾病诊断经验的情况下。

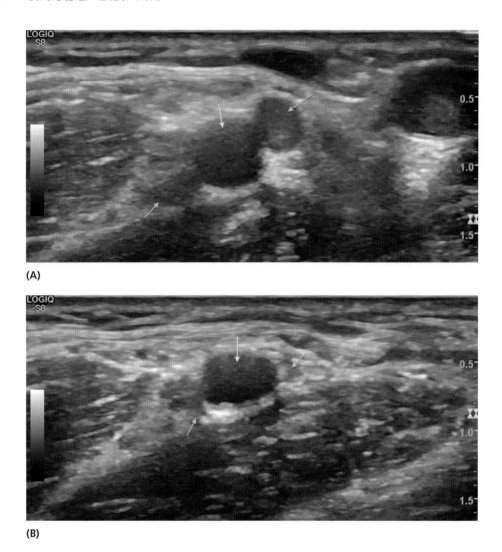

(A)

(B)

图 10.20　肱动脉(黄色箭头)及其周围静脉(蓝色箭头)的短轴切面声像图。(A)图示探头不加压时静脉管腔可显示。(B)图示探头加压时静脉塌陷。

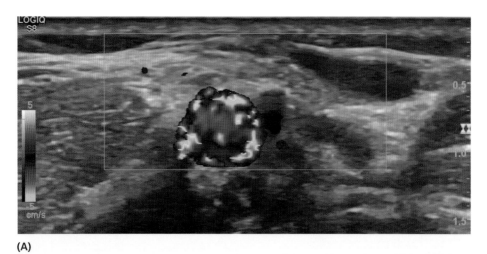

(A)

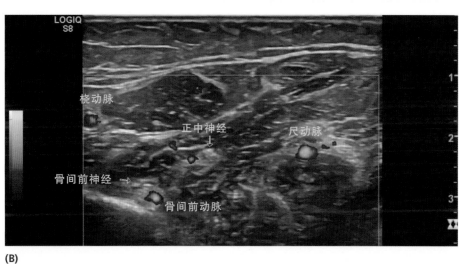

(B)

图 10.21 动脉的彩色多普勒(A)和能量多普勒(B)短轴切面声像图。(A)图为肱动脉,彩色多普勒超声通常能对较高流速的血管进行更好的评估,而且还能提供血流方向的信息。(B)图为前臂中段的横断面。图像中能量多普勒可以显示主要的动脉,包括一些细小的分支。图中所示动脉包括桡动脉、尺动脉、骨间前动脉和永存正中动脉(未标记,在正中神经附近)。能量多普勒对于一些细小动脉具有较高的敏感性。

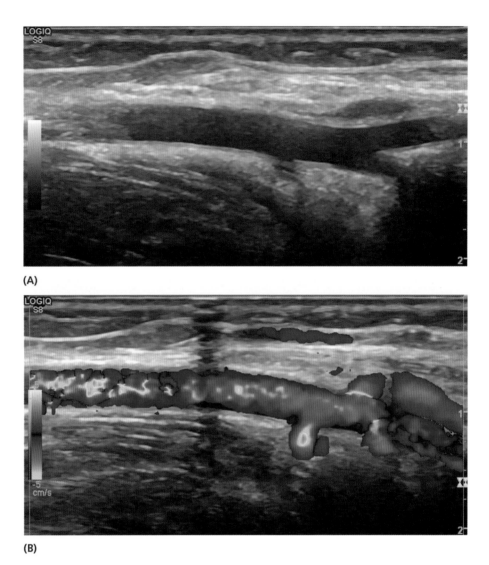

图 10.22　肱动脉长轴切面的常规灰阶声像图(A)和彩色多普勒声像图(B)。在长轴切面上显示血流、动脉分支和周围组织结构。

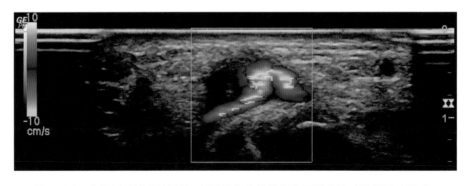

图 10.23　声像图示搏动性团块,利用彩色多普勒超声识别为桡动脉假性动脉瘤。

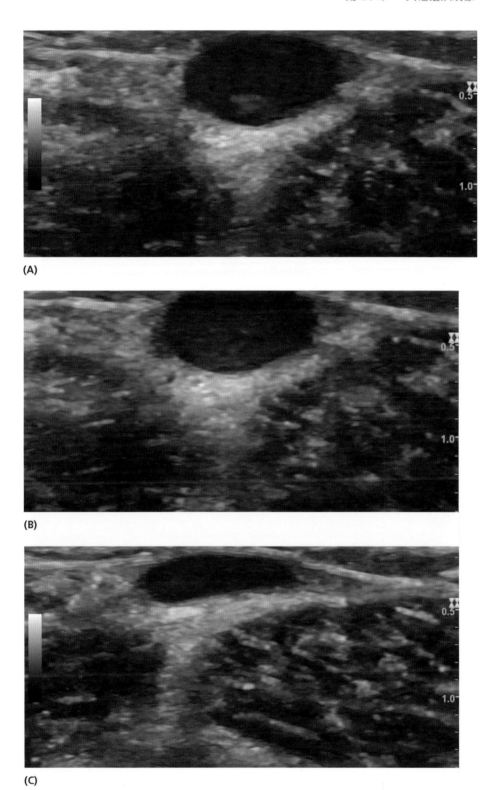

(A)

(B)

(C)

图 10.24　声像图显示在短轴切面上,探头加压对静脉外观的影响。(A~E)显示压力逐渐增加。(待续)

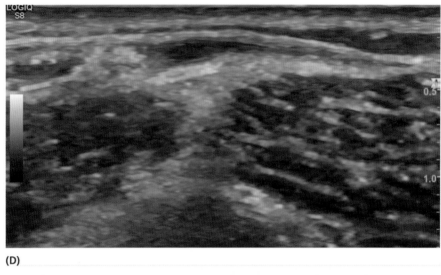

(D)

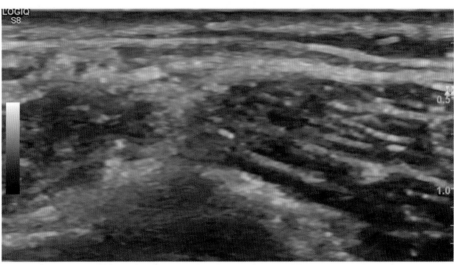

(E)

图 10.24(续)

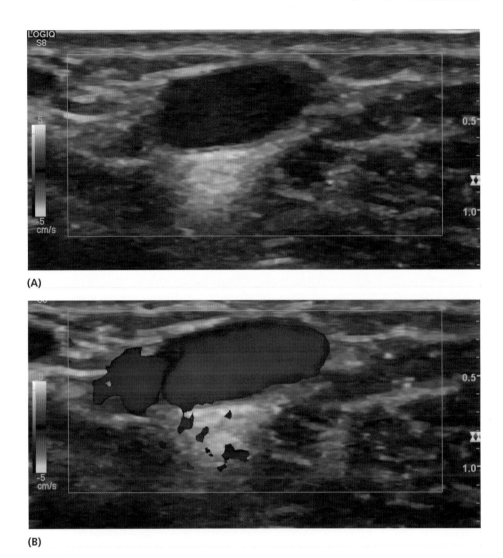

图 10.25 声像图显示在短轴切面上，对静脉加压放松前(A)和放松后(B)，彩色多普勒血流信号的增强改变。注意在评估多普勒血流性质时应避免与动脉相混淆。

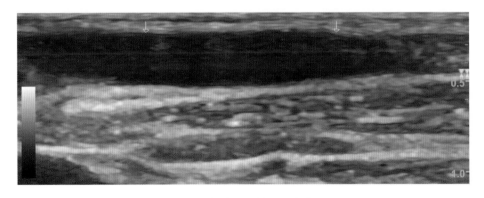

图 10.26 静脉的长轴切面声像图。

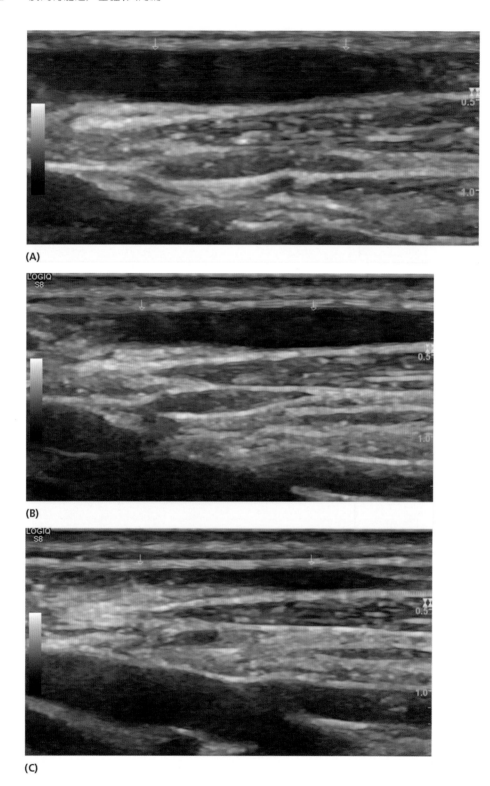

(A)

(B)

(C)

图 10.27　声像图显示长轴切面上加压对静脉的影响。(A~D)探头压力逐渐增加。正常静脉具有可压缩的特性。(待续)

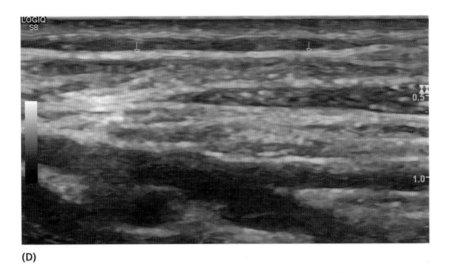

(D)

图 10.27(续)

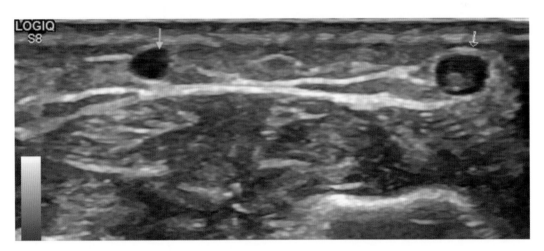

图 10.28　浅表静脉血栓形成(黄色箭头)的短轴切面声像图,并与正常静脉(蓝色箭头)相对比。高回声的血栓填充在无回声的管腔内。

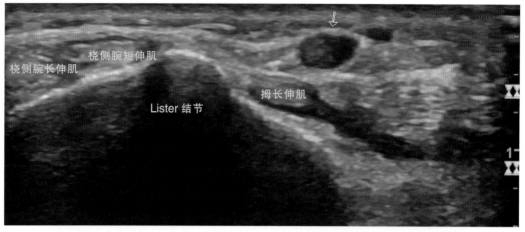

(A)

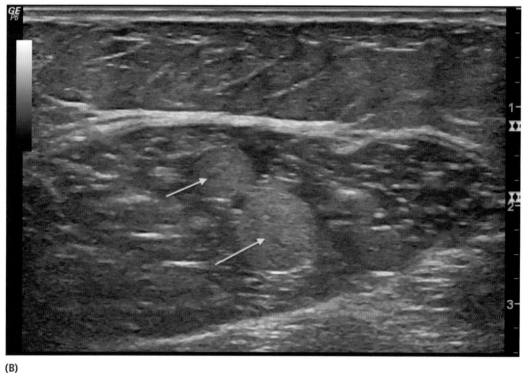

(B)

图 10.29 短轴切面声像图显示较小的浅表静脉(A)和深静脉(B)血栓形成(黄色箭头)。(A)图示左侧腕背部浅表静脉的无回声管腔被部分填充,在同一水平面上要与其他解剖结构相鉴别,包括桡侧腕长伸肌、桡侧腕短伸肌和拇长伸肌的肌腱以及 Lister 结节骨性标志。(B)图示腓肠肌内侧头肌间静脉(黄色箭头)增宽和闭塞,无回声管腔完全消失。发现深静脉血栓形成后需要考虑用抗凝治疗来进行干预。

要点 ···

1.骨性标志能为周围的解剖结构起到很好的定位作用。

2.使用高分辨率超声可对非常表浅的组织进行评估,如皮肤。

3.评估肌肉骨骼结构周围的脂肪垫可获取潜在损伤的线索。

4.透明软骨在超声上表现为低回声,而纤维软骨表现为高回声。

5.通过寻找骨骼附着部来进行韧带定位。

6.学习临床相关的滑囊,并详细了解其解剖位置。

7.在短轴和长轴切面上对动脉和静脉进行分析,包括使用多普勒成像。

参考文献

1. Bianchi S, Martinoli C, eds. *Ultrasound of the Musculoskeletal System*. Berlin, Germany: Springer-Verlag; 2007.

2. Fornage BD, Deshayes JL. Ultrasound of normal skin. *J Clin Ultrasound*. 1986;14(8):619-622.

3. Jacobson JA. *Fundamentals of Musculoskeletal Ultrasound*. 2nd ed. Philadelphia, PA: Elsevier Saunders; 2013.

4. Resnick D. *Diagnosis of Bone and Joint Disorders*. 3rd ed. Philadelphia, PA: W.B. Saunders; 1995.

5. Smith J, Finnoff JT. Diagnostic and interventional musculoskeletal ultrasound: part 1. Fundamentals. *PM & R*. 2009;1(1):64-75.

6. Strakowski JA. *Ultrasound Evaluation of Focal Neuropathies. Correlation With Electrodiagnosis*. New York, NY: Demos Medical; 2014.

7. Van Holsbeeck MT, Introcaso JS. *Musculoskeletal Ultrasound*. 2nd ed. St. Louis, MO: Mosby; 2001.

第11章

包块成像

包块的系统扫查方法对于任何从事肌肉骨骼超声的医师都是必须掌握的。包块经常在常规检查中被偶然发现或在现病史中被提及。包块的组织学诊断不能完全依赖于超声检查，但分辨其特征有助于决定是否需要进一步检查并制订临床管理策略。这些特征包括大小、边界、回声、压缩性、和周围组织的关系以及相对血管分布。

大小

超声是一种测量包块大小的良好工具。大多数超声仪器测量精确到毫米级别。检查包块时需进行短轴和长轴切面扫查。标准的报告显示三个垂直平面的线性测量，即最大长度、宽度及高度(图11.1)。特别需要注意的是要完整扫查整个包块，如果包块的形状及边界不规则，径线难以准确测量时，包块的形状需要描述出来，应尽可能报告相对大小(图11.2)。在随访包块的大小、形状及其他特征有无变化时，超声是一种便捷又经济的检查方式。

边界

包块的边界特点常能为其性质提供重要线索，应该在病历中报告。边界不规整的包块比边界光滑、壁清晰的包块具有不同的暗示含义(图11.3)。当出现包块与周围组织相连，而不具有明确的边界时需要注意，还要考虑和描述包块的整体形状。

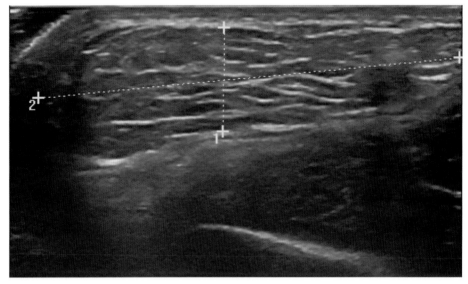

(A)

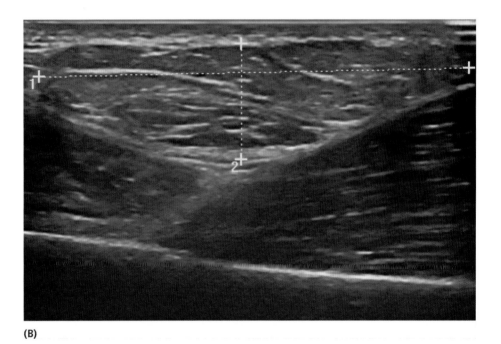

(B)

图 11.1 浅表包块（脂肪瘤）的短轴切面(A)及长轴切面(B)声像图，显示直线测量包块的大小，其上下径和左右径通过这两个切面获得，这两个切面的深度应保持一致，同时注意包块与浅层的真皮层、深层的肌层的回声差异。

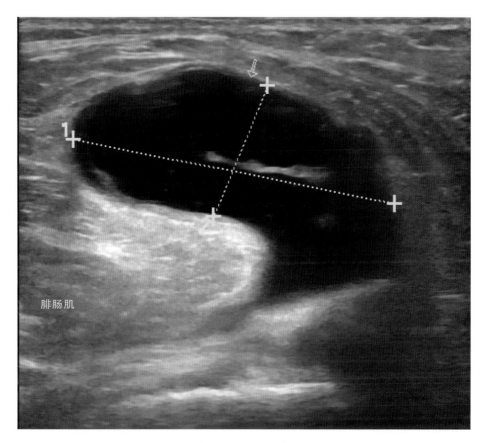

图 11.2　一不规则形包块[半膜肌–腓肠肌内侧头（Baker 囊肿）]的声像图。在这种情况下，精准的直线测量受到限制，报告中应尽可能地描述包块大小、形状及其他特征。

回声

　　包块的回声特点需要仔细观察，不仅要考虑其相对于周围组织回声的特点，还应考虑其自身回声的相对均匀性。包块回声相对于其周围组织应被描述为：低回声、高回声、等回声（图 11.4）。回声性质可以帮助确定包块是囊性还是实性。同时需要注意包块内出现的任何分隔或分格（图 11.5）。

压缩性

　　包块的相对可压缩性可以通过探头施加的压力大小来确定。随着探头压力的增加，大多数软组织会发生形变（图 5.3），包块相对周围组织的变化程度有一定的帮助。若加压，囊肿或血管结构会比实性包块产生更大程度的形变。

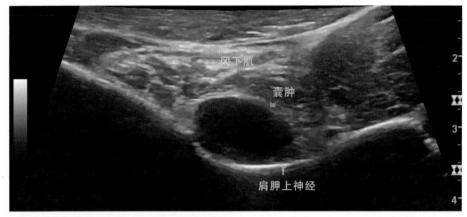

(A)

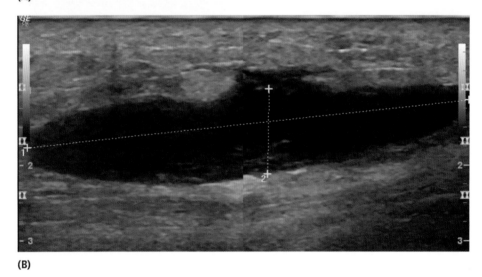

(B)

图 11.3　声像图显示边界不同但其他表现相似的包块。(A)图示边界清晰的包块(囊肿)。(B)图示与囊肿回声相似但在整个周边没有明确边界的浅层筋膜层的血肿。一些液性渗出物在组织间隙中,不规则形态作为其不是囊肿的线索。注意,该图采用分屏拼接成一幅图来显示包块的长度。另外应考虑包块相对于其他组织的位置。A 图所示囊肿和肩胛上神经毗邻,造成神经压迫症状。

与周围组织的位置关系

　　应明确并报告包块相对于其他解剖结构的位置,因为这对于确定包块性质和其所占空间的潜在并发症是有价值的线索。相邻的肌腱、关节间隙和神经血管束一定要特别强调,周围组织任何解剖学变化都要指出(图 11.3A 和图 11.6)。当包块浸润其他组织时要高度注意,这在恶性病变中更为典型。

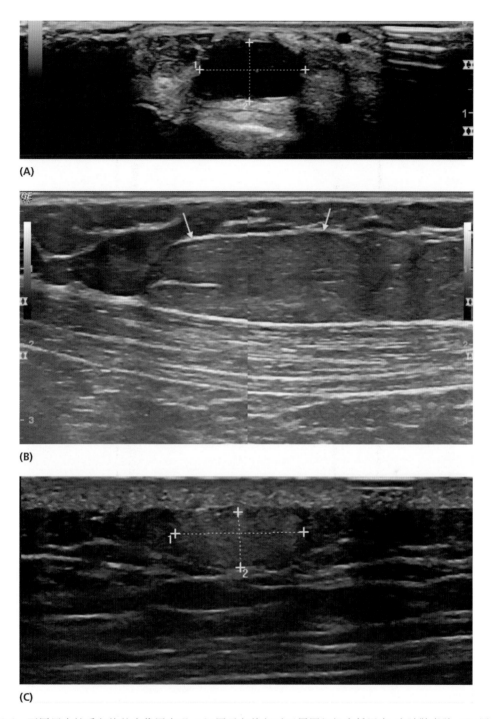

图 11.4　不同回声性质包块的声像图表现。(A)图示包块相对于周围组织为低回声,为腱鞘囊肿。(B)图示包块相对于周围皮下组织为等回声,该包块为脂肪瘤,和周围脂肪组织回声性质相似。(C)图示包块相对于周围组织为高回声,具有这种回声性质的包块需要活检或切除以进一步明确诊断。

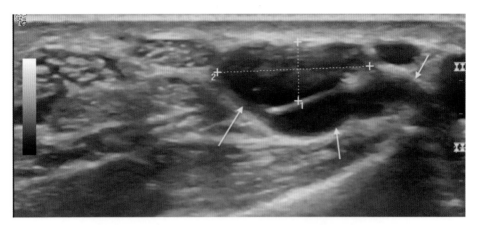

图 11.5　具有多房分隔（黄色箭头）的包块（腱鞘囊肿）的声像图。

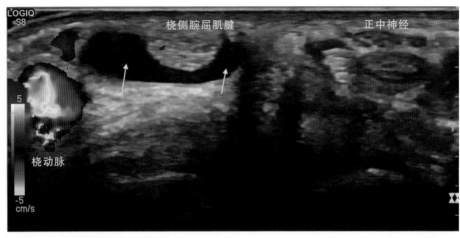

(A)

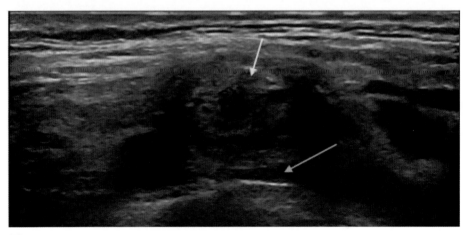

(B)

图 11.6　声像图显示包块对周围组织压迫的例子。(A)图示腱鞘囊肿（黄色箭头）的短轴切面，导致桡侧腕屈肌末端肌腱压迫和不适，还要注意桡动脉与正中神经的位置。(B)图示实性锁骨上包块（黄色箭头）造成锁骨下静脉（蓝色箭头）压迫。注意包块与周围组织的关系能够为临床工作提供思路。

相对血管分布

多普勒成像有助于评估包块的相对血管分布(图 11.7)。彩色多普勒通常对高速血流更为敏感,能量多普勒更适合识别小血管(见第 6 章)。应努力区分包块内部及外周是否有血管分布,因为恶性包块常血供丰富,但这也不是鉴别良恶性包块的可靠参数。当需进一步检查时,应考虑其他成像方式、活检或切除。

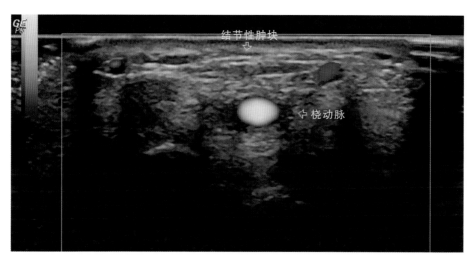

图 11.7 采用多普勒成像观察可扪及包块的相对血流分布声像图。在该图中,包块内部未探及血流信号,但周围可见血流信号。

要点 ···

1. 当评价一个包块时,需明确是实性还是囊性,边界光滑还是不规整。
2. 包块大小使用超声仪器上的测量工具菜单,并采用三个正交平面进行测量。
3. 明确包块是否侵犯周围组织。
4. 采用多普勒成像技术观察包块的血供情况。
5. 不要尝试给包块下组织诊断,尤其是在经验不足的情况下,适当时应参考其他影像学检查,如 MRI。

参考文献

1. Bianchi S, Martinoli C. *Ultrasound of the Musculoskeletal System.* Heidelberg: Springer-Verlag; 2007.

2. Enzinger FM, Weiss SW. *Soft Tissue Tumors.* 3rd ed. St. Louis, MO: Mosby; 1995:821–928.

3. Jacobson JA. *Fundamentals of Musculoskeletal Ultrasound.* 2nd ed. Philadelphia, PA: Elsevier Saunders; 2013.

4. Van Holsbeeck MT, Introcaso JS. *Musculoskeletal Ultrasound.* 2nd ed. St. Louis, MO: Mosby; 2001.

第 **12** 章

异　物

引言

　　识别和清除异物在某些情况下非常具有挑战性。传统上，X 线片是排查异物的主要影像学方法，但有些异物在 X 线下无法显影。超声是识别异物的一种很好的方法，其分辨率高，并常能根据异物的回声特性及其周边的伪像判断异物的性质。超声能很好地判断异物对周围组织的影响，而且能实时引导异物的取出。

　　识别异物的大小及其与周围组织的关系能为清除异物提供有用的信息。精准定位有助于使手术探查范围最小化，优化经皮清除异物的路径(图 12.1)。大部分异物表现为强回声，周边组织因炎性反应形成低回声包绕(图 12.2)。混响伪像是异物的特征性表现，有助于发现异物(图 12.3)。异物越大，其后方伪像更明显且更不规则。混响伪像的讨论详见第 13 章。超声探查异物周围组织的炎症反应或感染程度也能为临床决策提供有价值的信息(图 12.4)。

　　本书不详细讨论各类异物的性质。金属、木质材料和玻璃是最常见的异物，各自具有其特征性的超声表现。

金属

　　金属表现为强回声。在异物中，金属的混响伪像最为明显(图 12.5)。

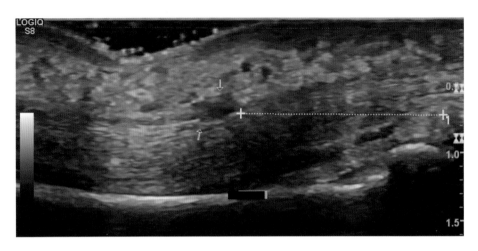

图 12.1　声像图显示超声精准定位指深屈肌腱表面的异物 1 例(黄色箭头)。直线测量异物到近端指间关节中段的准确距离。

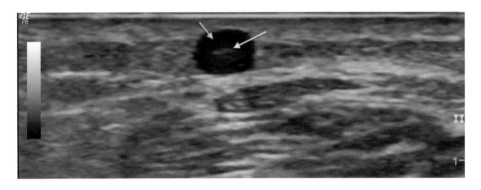

图 12.2　声像图显示稍高回声异物(黄色箭头)以及周围反应性积液形成的无回声环(蓝色箭头)。

木质材料

木质材料最初表现为高回声,但随时间推移回声会变得越来越低。木质材料异物本身可能变得不那么明显,而其周围组织的炎症反应往往会变得更加显著。木质材料异物后方常伴有明显声影(图 12.6)。

玻璃

玻璃通常表现为高回声,后方出现轻度混响伪像(图 12.7)。

当需要经皮清除异物时,超声可协助穿刺引导,并能使针和异物实时可视。在操作过程中,针的方向与探头平行才能达到最佳效果。第 14 章将详细讨论超声引导穿刺。

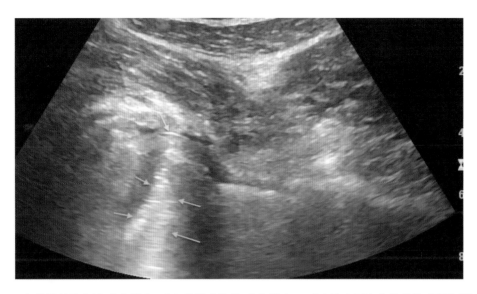

图 12.3　声像图显示金属(黄色箭头)后方的混响伪像(蓝色箭头)。当声波在两个非常高的声阻抗界面间反射时,如异物,混响伪像就会出现。

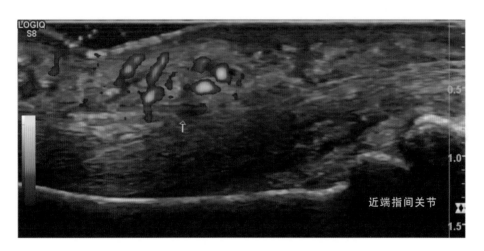

图 12.4　声像图显示异物(黄色箭头)周围明显的炎症反应,血流信号增多。

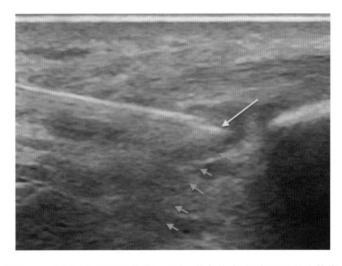

图 12.5 声像图显示金属异物的混响伪像。针尖(黄色箭头)深方可见混响伪像(蓝色箭头)。

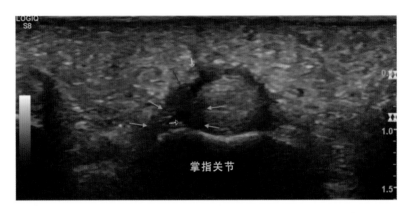

图 12.6 声像图显示小木屑碎片(红色箭头),异物位于指深屈肌腱与指浅屈肌腱旁(短轴切面),反应性组织水肿(黄色箭头)及后方声影(蓝色箭头)十分明显。在这种情况下,碎片已经存在了好几个星期,注意此木质异物本身表现为相对低回声。

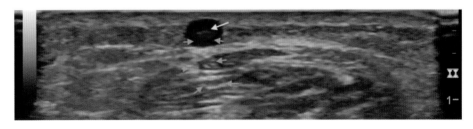

图 12.7 声像图显示小玻璃碎片(黄色箭头)。在它后方,轻度的混响伪像和声影同时出现(蓝色箭头)。混响伪像(无回声环绕玻璃碎片的正下方最为明显)程度远低于金属所见,后方声影程度也不及木质材料明显。

要点 ···

1. 超声不仅能显示异物,还能评估异物周围组织炎症反应的范围和程度,根据后方的伪像判断异物的性质。
2. 精准的定位和测量最大程度降低了异物清除的难度。
3. 使用多普勒评估炎症反应的程度,判断是否存在感染的可能。

参考文献

1. Horton LK, Jacobson JA, Powell A, et al. Sonography and radiography of soft-tissue foreign bodies. *AJR Am J Roentgenol*. 2001;176(5):1155–1159.

2. Jacobson JA. *Fundamentals of Musculoskeletal Ultrasound*. 2nd ed. Philadelphia, PA: Elsevier Saunders; 2013.

3. Saboo SS, Saboo SH, Soni SS, Adhane V. High-resolution sonography is effective in detection of soft tissue foreign bodies: experience from a rural Indian center. *J Ultrasound Med*. 2009;28(9):1245–1249.

4. Shrestha D, Sharma UK, Mohammad R, Dhoju D. The role of ultrasonography in detection and localization of radiolucent foreign body in soft tissues of extremities. *JNMA J Nepal Med Assoc*. 2009;48(173):5–9.

第 13 章

伪　像

肌肉骨骼超声伪像是指超声显示的图像未能真实地表现出其相应的解剖结构。识别伪像对于理解肌肉骨骼超声图像至关重要。一些伪像,如各向异性可以用恰当的扫查技巧来减至最小。对其他伪像也必须要有简单的认识,以对图像做出恰当的理解。在某些情况下,伪像甚至可以对潜在异常提供临床线索。如果对所有超声伪像进行讨论将会超出本书的范围,本章会介绍常见的伪像。

各向异性

在肌肉骨骼的浅表结构超声中,各向异性是最主要和最常见的伪像,特别是使用线阵探头时,这种伪像更是潜在的问题。它的产生是由于声束在传播过程中组织性质的差异或基于声波入射角度而返回到探头的声波的差异。各向异性伪像包括图像变暗和信息失真(图 4.7和图 13.1)。当声束和组织结构不相垂直时(即入射角>0°)即可产生伪像(图 2.7)。因此,检查者应尽可能使声束和组织结构相垂直。

肌腱由于其强反射性和单一的纤维排列方向(图 9.10)(见第 7 章)而易于产生各向异性伪像。大多数其他组织也具有一定程度的各向异性。与组织本来差异显著的穿刺针也会受到各向异性的影响,因此要尽可能使入射声束与穿刺针相垂直,这部分内容会在第 14 章里详细讨论。可以通过摆动探头和倾斜探头的方法来减少各向异性,这方面的操作已在第 5 章讨论过。

传导介质的不足

超声检查时要得到清晰的图像,需要在探头和患者皮肤之间有足够的传导介质,使声波

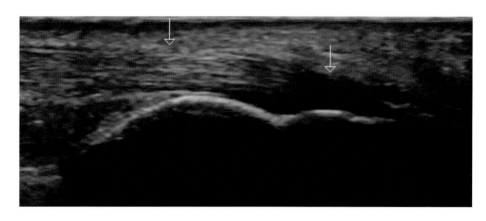

图 13.1　声像图显示由于各向异性伪像导致的回声改变。该图像为正常跟腱跟骨附着处的长轴观，黄色箭头代表声束方向。当声束方向垂直于跟腱时，图像左侧可以看到正常的肌腱纤维结构，而跟腱在跟骨附着处走行弯曲，肌腱纤维则表现为低回声，这是由于该处声束不垂直于跟腱而产生了各向异性伪像，可采用倾斜探头的方法来改变声波入射角，从而避免伪像产生，不能正确识别各向异性伪像可能会导致错误诊断。

很好地从探头传播到组织然后返回到探头。这通常会使用耦合剂（图 13.2），偶尔也会使用耦合垫。这些做法都是必要的，因为声波在空气中不能很好地传导，需要一种介质，如耦合剂或液体来帮助声波传导从而获得好的图像。检查者应使用大量的耦合剂来避免由于声波传导不足而导致的伪像（图 13.3）。

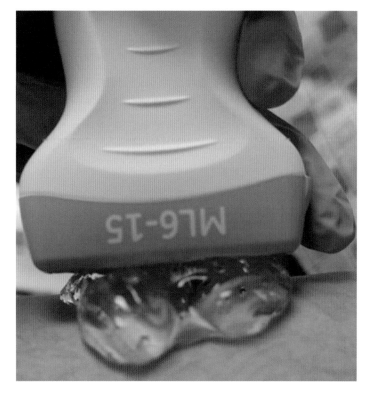

图 13.2　图片显示在组织与探头之间使用耦合剂来提高声波的传导。

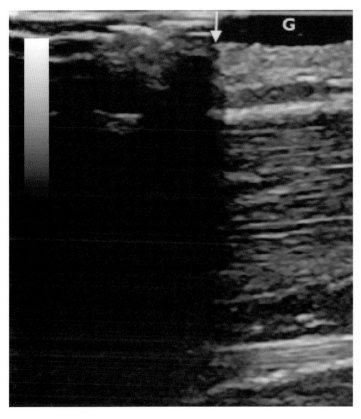

图 13.3 声像图显示耦合剂不足对超声图像的影响。组织为相对均匀的浅表肌肉,图像右侧探头下方为耦合剂(耦合剂在屏幕右侧标记为 G,表现为无回声的浅表区域)。注意黄色箭头右侧的组织在耦合剂下方清晰可见。左侧由于探头下方没有耦合剂呈现黑色区域, 这是由于组织与探头之间没有足够的介质使声波传导不足,从而影响了图像质量。

后方声影

后方声影是指超声图像上在强反射结构后方的暗区,例如包括肿瘤、钙化或异物后方的回声衰减(图 13.4)。由于高声阻抗物体后方的组织接受到的入射声波要比同深度的周围组织少,因此物体后方显像较暗。要全面地观察整个超声图像,而不是仅仅地注意在单个结构上,这样会有助于识别出贯穿图像的直线样暗区而确定为后方声影。这种伪像有时会比引起后方声影的结构更加明显,其可用来确定肿瘤或异物的位置。

后方回声增强

后方回声增强,也是指声波传导增强,其发生是由于焦点区域的声阻抗减低,使组织后方的声波传导增强,从本质上来说与后方声影的性质是相反的,如囊肿和静脉可以使后方回声增强(图 13.5)。由于更多的声波从低声阻抗组织返回到探头,组织的回声常会表现得更强。如果产生伪像的组织可以被压扁,例如是静脉,那么加压探头可以减少或消除这种伪像。与其他伪像一样,应对整个图像进行分析,识别低声阻抗组织后方的回声增强。在一些情况下,后方回声增强使深层结构显示得更加清晰,为临床诊断提供线索(图 13.6)。

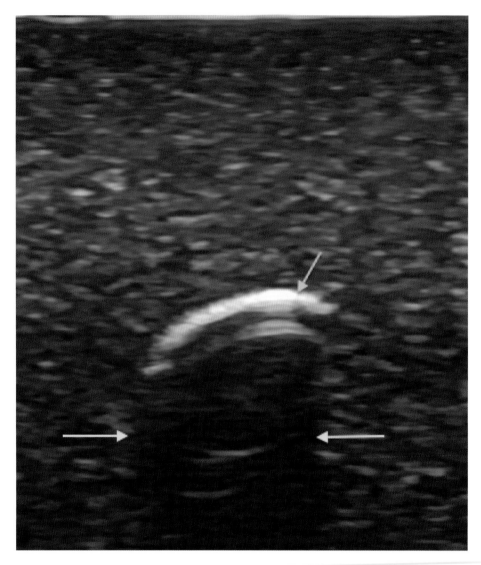

图 13.4　声像图显示在强反射异物(蓝色箭头)后方的声影(黄色箭头)。

混响伪像

　　混响伪像是由于声束在两个高反射界面之间来回重复反射而产生的(图 13.7)。在肌肉骨骼超声中,最容易出现混响伪像的是穿刺引导针和金属植入物(图 13.8)。混响伪像表现为图像上多条等距离的模糊强回声线,识别时要特别注意伪像会使金属结构表现得比实际上更厚、更深。

　　另外混响伪像的特殊类型包括彗星尾征和振铃伪像。彗星尾征通常发生在两个紧密靠近的结构之间,其尾部逐渐变细是由于伪像移动的位置加深而发生衰减(图 13.9)。振铃伪像也类似,但它的发生与深方的气泡有关。

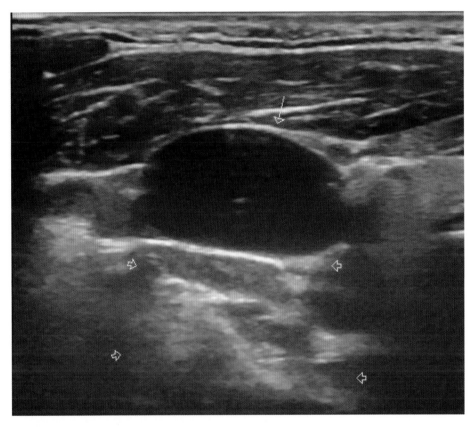

图 13.5　颈静脉(黄色大箭头)的短轴声像图。无回声颈静脉后方的组织回声(黄色小箭头)要比两侧组织的回声更强,原因是颈静脉产生声波的衰减比周边的固体组织要少。

其他伪像

　　超声中还有很多其他类型的伪像,如果都做详细描述将会超出本书的范围。许多伪像都与回声在不同密度的组织之间发生变化有关。超声图像基于声波在组织中以相对均匀的速度传播为假设(人体组织的传播速度为 1540m/s),组织密度发生明显变化,可能会使仪器显示为一个不能完全表现解剖结构的图像。不同密度的组织也会导致声束过多的折射和衰减。与肌肉骨骼超声评价中观察到的那些典型伪像相比,这些伪像通常会发生在更深的结构之中。

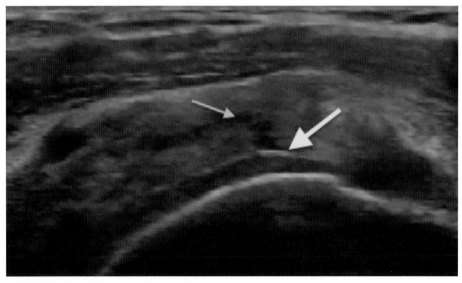

(A)

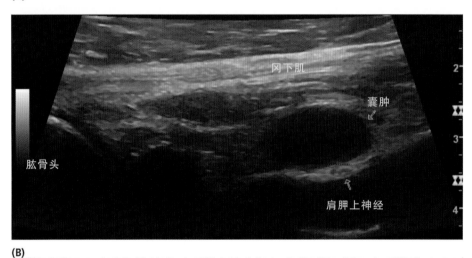

(B)

图 13.6　声像图显示后方回声增强为临床提供诊断线索的病例。(A)图为冈上肌腱的长轴观,由于肌腱撕裂(蓝色箭头)导致覆盖在软骨表面的组织减少,后方回声增强,使软骨的边界(黄色箭头)显示得更加清晰。即使在肌腱撕裂不明显的情况下,软骨边界的回声增强为临床提供了肩袖撕裂的线索。(B)图为冈下肌腱的长轴观伴有后盂唇囊肿,图像上在囊肿的后方能清晰地显示肩胛上神经,该神经在一般情况下难以显示。

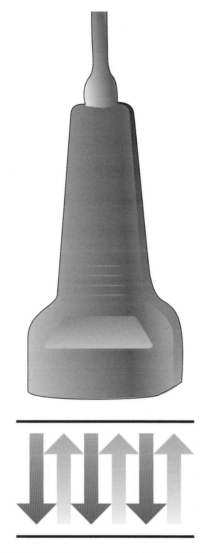

图 13.7　示意图显示混响伪像的发生原理。声波在高声阻抗的物体表面与探头之间来回反射。

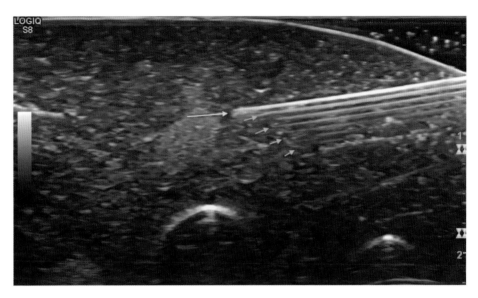

图 13.8 平面内显示注射针的混响伪像声像图。黄色箭头所指的是针尖的位置,等距离的强回声伪像(蓝色箭头)在针的后方。

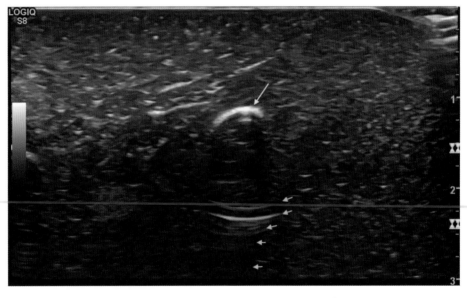

图 13.9 声像图显示伪像的表现类似于彗星尾(蓝色箭头)。伪像位于强反射结构(黄色箭头)的下方,向深处延伸逐渐衰减、变细。

要点 ••

1.应对整个超声图像进行评价以帮助识别伪像。

2.调整探头的位置,使入射声波的方向垂直于被检组织以减少各向异性伪像。

3.后方回声增强有时会使组织显示得更加清晰,为临床诊断提供线索。

参考文献

1. Connolly D, Berman L, McNally E. The use of beam angulation to overcome anisotropy when viewing human tendon with high frequency linear array ultrasound. *Br J Radiol.* 2001;74:183–185.

2. Feldman MK, Katyal S, Blackwood MS. US artifacts. *Radiographics.* 2009;29:1179–1189.

3. Kremkau FW. *Diagnostic Ultrasound: Principles and Ultrasound.* St. Louis, MO: Saunders; 2002.

4. Rubin JM, Adler RS, Bude RO, et al. Clean and dirty shadowing at US: a reappraisal. *Radiology.* 1991;181:231–236.

5. Scanlon KA. Sonographic artifacts and their origins. *Am J Roentgenol.* 1991;156:1267–1272.

第**14**章

超声引导下注射

超声可以实时显示注射针与靶目标,因此对大部分外周关节腔、肌腱和神经组织进行注射时,超声是一种理想的引导方式。无论是注射还是抽吸,超声引导均可以提高进针点的准确性,避免损伤血管、神经以及其他内脏器官。

超声引导下注射的适应证

注射是否需要超声引导仍然有争议。有些观点认为对于许多简单的注射,特别是那些容易触及的目标无需使用超声引导;而另一些观点则认为即使是常规注射,超声引导也有助于提高准确性。关于哪些操作适合超声引导虽然尚未得到广泛共识,但毫无疑问,当需要安全、有效和(或)需要周围组织可视化时,超声引导很有必要。

注射前的计划

制订合适的计划有助于确保注射顺利进行。应提前检查需要使用的材料及设备(表14.1),并且要充分确认药品的种类和剂量。应根据靶目标的位置及大小,选择合适尺寸和长度的注射针,确保针的长度可以到达目标,这同样包括需要局部麻醉时的注射器。

应预先对注射区域进行超声扫查,调节超声仪器以优化图像,并且精确测量拟用进针路径到达靶目标的深度(图14.1)。进针路径应尽量减少对注射针的各向异性影响。当注射针与声束的方向越接近垂直时,针头在图像上会显示得越清晰(图14.2)。当靶目标的位置较深时,针头与声束的方向往往会接近平行,这时针头会变得难以显示。因此,进针时可以选择距离靶目标稍远的位置,这样可以使注射针与声束的方向接近垂直,以更好地显示针头(图14.3)。当靶目标位置非常表浅时,在探头的一端堆聚无菌耦合剂,形成一个倾斜的"支

表 14.1 超声引导下注射需要的材料及设备

药品(确认药品的种类和剂量)

合适尺寸和长度的注射针

局部麻醉(需要时)

配有合适探头的超声仪器(线阵或凸阵探头)

皮肤消毒(灭菌)材料

计量器

敷料或绷带

探头消毒剂或无菌保护套

无菌手套

无菌洞巾(需要时)

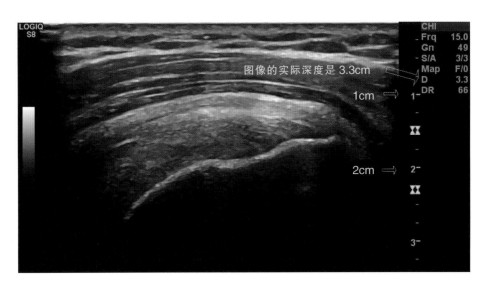

图 14.1 声像图显示使用测量工具来确定目标的深度。在图上肌腱的长轴切面上,显示了整个图像的深度,右侧的标记以厘米为单位以确定图像上每个水平的深度。大部分超声仪器都有测量工具,可用于在注射前对靶目标的深度进行精确测量。

架",这样注射针在接触皮肤之前可以清楚地显示出来(图 14.4)。

注射前进行扫查可以明确需要避开的区域(图 14.5)。与此同时,可以对超声仪器进行相应的调节,包括适当的深度、焦点位置和探头频率,以优化扫查区域图像(见第 4 章)。

除备皮外,应对探头表面进行杀菌清洁或使用无菌的探头保护套,以避免污染注射区域。对于备皮消毒,使用氯己定乙醇溶液会比碘附效果更好,但乙醇可能会对探头的晶体造成损坏,因此在对探头使用任何物质之前,应从制造商处了解相关信息。

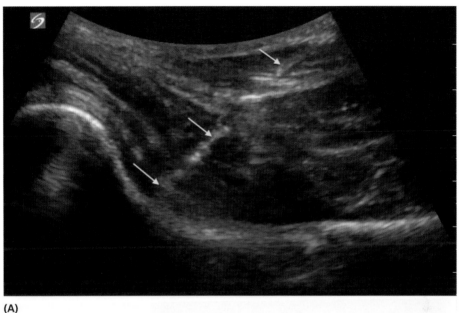

(A)

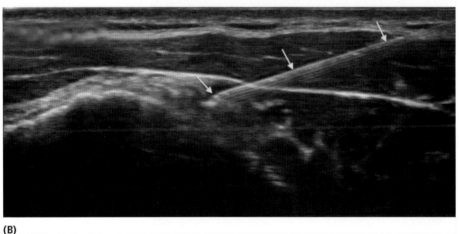

(B)

图 14.2 声像图显示在不同结构平面内各向异性对注射针显示的影响。(A)图示髋关节前侧的长轴切面。注意到由于注射的位置较深,针头的显示效果不佳(黄色箭头)。(B)图示针头位置更表浅时,显示更加清楚(黄色箭头)。这是由于针头越垂直于入射声束就越容易显示。为了减少由于注射位置较深时各向异性的影响,可以在注射前选择离靶目标更远的进针点,以创造一个与声束更加垂直的进针路径。检查者还可以通过倾斜探头或改变声束方向,以增加声束与注射针之间的入射角度来改善针头的显示。

使用无菌保护套可以减少对探头表面消毒的需要(图 14.6)。这是一种很好的选择,因为这样探头可以在消毒区域内不受限制地移动,便于将组织和注射针显示清楚。

也可以使用"无接触"的方式来实现引导,这是通过将未经消毒的探头放在无菌区域以外(图 14.7)。这样能节省准备时间,但当注射针难以显示清楚时,探头由于受到限制而不能自由调节位置,同时对初学者来说这可能会增加感染风险。

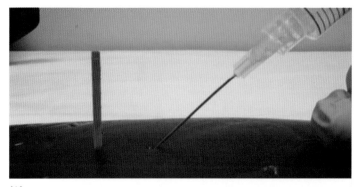

(A)

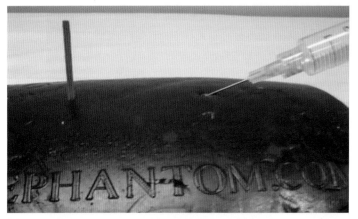

(B)

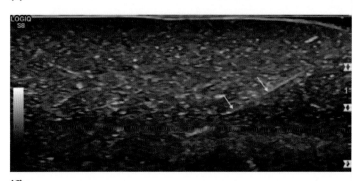

(C)

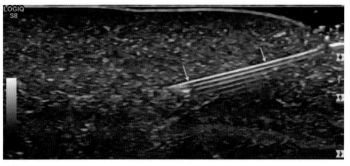

(D)

图 14.3　图片和声像图显示在同一靶目标上不同的进针方式。(A)图示对于靶目标较为倾斜的进针途径。(B)图示距离相同靶目标更远的位置进针以使穿刺路径与探头更加垂直。(C)图示针头(黄色箭头)在倾斜的进针途径时的显示情况。(D)图示相同的针头(黄色箭头)在平面内的进针路径与探头更加垂直。这种方法的缺点是注射针穿过组织到达相同靶目标的距离会增加,但优点是注射针会显示得更加清楚。

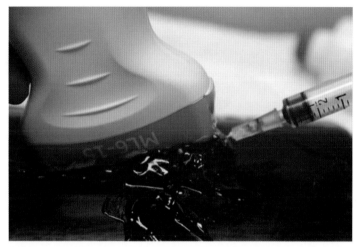

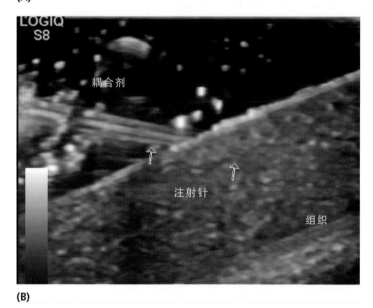

图 14.4 (A)图示使用较多的耦合剂制作一个倾斜"支架"。(B)图示声像图表现。耦合剂倾斜"支架"可以使注射针在接触皮肤之前清楚地显示出来,尤其是靶目标位置比较表浅时,这种方法会更有帮助。

在准备过程中还应该向患者提供"知情同意书",阐述操作过程,同时合理说明超声引导的优势并能够提高穿刺准确性。有些患者可能经历过没有超声引导的类似注射操作,并且会对较长的准备时间而感到惊讶,此时可以通过解释说明准备充分能够提高注射的准确性来缓解患者的紧张。

还应考虑到探头和注射针相对于解剖目标的方向关系。通常来说,短轴和长轴是参考探头相对于解剖目标的位置(图14.8)。而平面内和平面外则是参考注射针相对于探头的方向。在平面内,注射针平行于探头;在平面外,注射针则垂直于探头(图14.9)。在大多数注射中,平面内定位通常会有利于整个进针途径和针尖的清楚显示(图14.10)。在某些情况下,特别

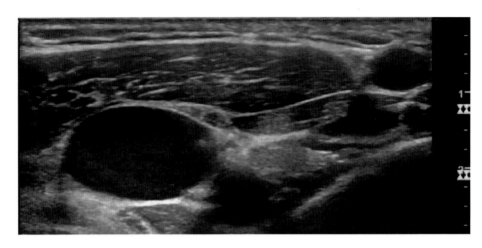

图 14.5 声像图显示对注射区域进行预先扫查和实时引导可以帮助避免损伤重要结构。颈部区域有许多神经和血管结构,使用适当的技术方法可避免这些结构的损伤。

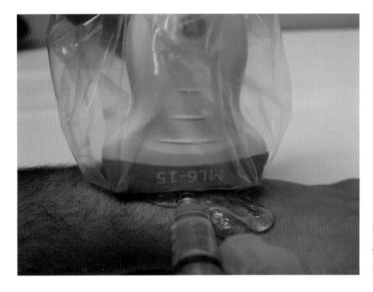

图 14.6 图片显示使用无菌套保护探头。保护套可以使探头在操作区移动而不会污染无菌区域。

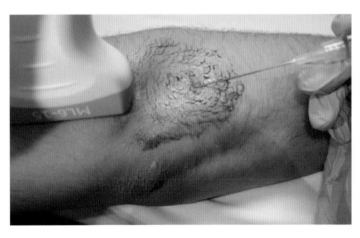

图 14.7 图片显示为"无接触"方式来进行无菌注射。注射针与靶目标呈一定角度,且探头保持在无菌区域之外。

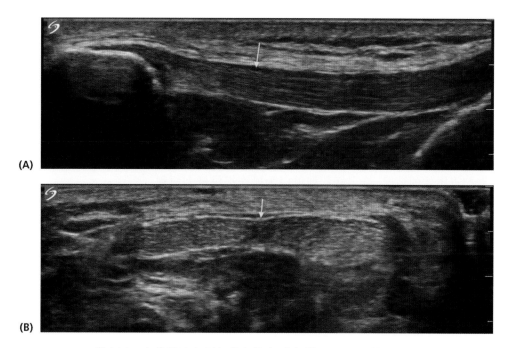

图 14.8　声像图显示髌腱(黄色箭头)的长轴观(A)和短轴观(B)。

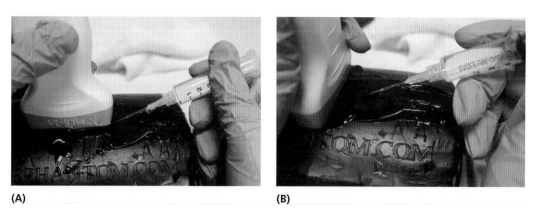

图 14.9　图片显示根据注射针与探头的位置关系进行平面内(A)和平面外(B)引导。

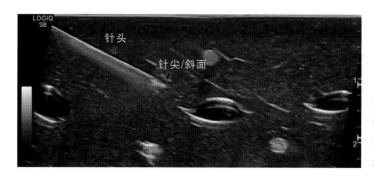

图 14.10　平面内引导注射针的显像。这种引导方式对于大多数注射而言通常会更好,因为它可以清楚地显示针尖和针道。

是当靶目标位置表浅并接近皮肤进针点时,可以选择平面外注射,注射针在平面外显示为一点状强回声(图14.11)。这种方法的缺点是仅显示注射针的横截面,而不利于对针尖的明确显示。

此外,应事先安排好患者、操作区域及其和超声仪器的位置关系,将超声仪器的屏幕与注射针、探头放置在同一条直线位置上,这样可以同时观察到以上各部分,特别是能够注视到注射针从而使操作更容易进行(图5.8)。注射前也应先确定好哪只手持探头,哪只手实施注射。许多操作者会选择非优势手持探头,优势手实施注射。综上所述,在注射前利用一点时间,根据扫查图像的情况,拟定好计划可以为操作提供极大便利。

注射实施

当确定注射计划后,注射针应按预先设定好的路径来进针。一旦在超声上确定了靶目标,注射针需指向探头的中心。当图像上未显示针时,需避免紧盯着屏幕找针,应观察一下针相对于探头的位置。在平面内引导时由于超声束很薄,稍微偏离探头中心将会导致注射针无法显示。

平面内进针即使注射针位于探头的正下方,但由于各向异性的影响,针头有可能也难以很好地显示。因此在计划进针途径时,应考虑到注射针与探头的方向越垂直,显示就会越好。有时可以通过倾斜和摆动探头来改善针头的显示(图14.12)。许多超声仪器都有一些设置,可以改变探头声束的方向,使其与注射针更加垂直(图14.13)。

如果针尖显示不清,不应该继续进针,可以使用另外的方法来帮助显示针尖,如来回抖动针尖或旋转针头斜面。抖动针头时,针尖可以快速、轻微地在一个小范围内来回移动,这样

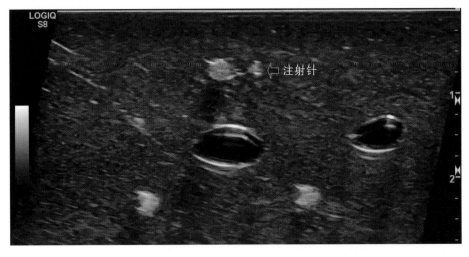

图14.11 平面外引导注射针的显像。这种引导方式有时难度较大,因为针尖和进针的长度会无法观察。当针头进入注射区域时仅表现为一个点状强回声,该方法适用于短距离小区域内的注射引导。

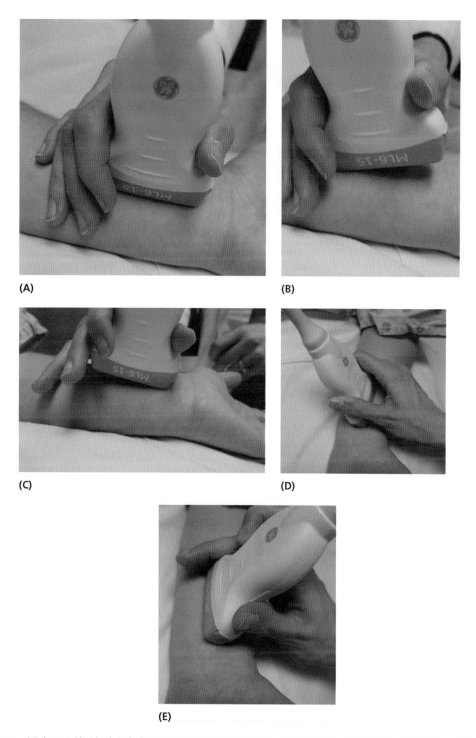

图 14.12 图片显示利用探头的倾斜和摆动消除各向异性伪像。(A)图示探头相对于下方的组织呈中立位。(B，C)图示倾斜探头。(D,E)图示摆动探头。以上操作的目的都是为了改变声束的方向，使其尽可能与观察目标相垂直。

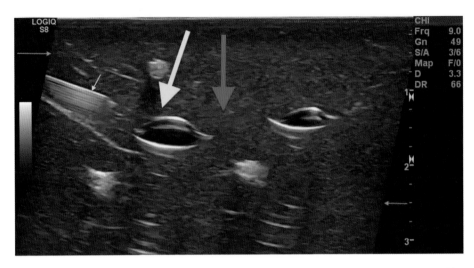

图 14.13　在平面内利用声束方向的改变或声波入射角度的变化对注射针(小黄色箭头)进行显像。这项技术使得检查者不仅能够保持探头与皮肤均匀接触，还能通过改变声束方向增加其与注射针的入射角度。蓝色大箭头表示没有使用该功能时声波的入射方向，黄色大箭头表示使用该功能时声波的入射方向。图像边缘(橙色箭头)方向的改变表示声束方向发生偏转，这种声束方向的偏转使其与注射针更加垂直从而使针头显示得更清楚。

可以提高针尖的显示效果。而旋转针头是由于斜面形状不对称，有助于针尖的识别。

　　平面外引导注射针一般会更容易地显示，但只能看到针头的横断面，且必须注意的是，这种引导进针方式无论针尖在哪个位置，针的外观都会大致相同(图 14.14)。当图像上第一次出现点状强回声时，可以确定针尖进入组织内。如果针尖位于不正确的深度时，应拔出部分针头，重新进针到适当深度。

　　针头的混响伪像可能会使其在图像上发生变形(图 14.15)，这是由于声束在探头和高声阻抗的针头之间来回反射而造成的(图 13.7)。理解这种伪像的产生原因可以防止其带来的混淆。

　　应记录超声引导的步骤，至少要包括靶目标的图像。图像上显示出注射针在合适的位置会更好，还应该记录操作过程需要超声引导的原因说明。为了能够熟练掌握超声引导技术，可以在实施临床操作前使用工具进行练习以提高技能，例如在火鸡胸里放置靶目标或专门的练习工具，如蓝色体模(图 14.16)等。

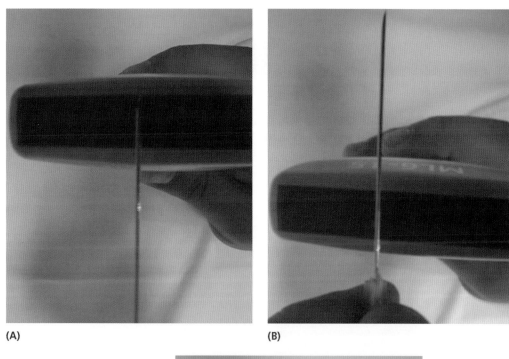

(A)

(B)

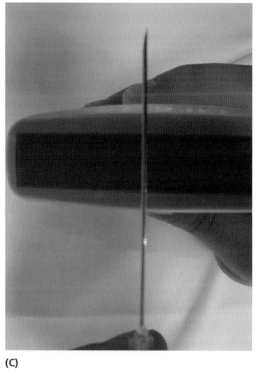

(C)

图 14.14 图片显示平面外引导注射针相对于探头在不同的位置，超声图像 (A~C) 的显示都会一样，三个位置上均表现为单个点状强回声。因此，当使用平面外引导时，必须时刻注意针尖的位置。

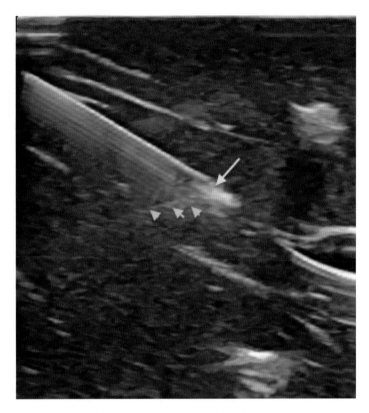

图 14.15　声像图显示注射针的混响伪像。注射针在平面内显示，黄色箭头为针尖，蓝色箭头为混响伪像。对于图像上伪像部分的识别非常重要，因为它可以帮助确认注射针的位置。

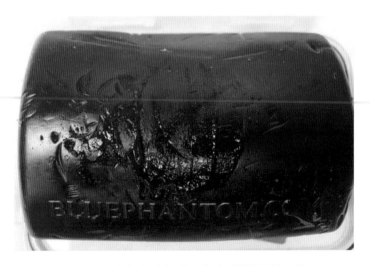

图 14.16　图示可以用于练习超声引导注射的工具。

要点

1. 在操作前预先进行超声扫查,评估进针区域,确定进针深度和靶目标的位置。
2. 探头的放置要使声束方向尽可能与注射针相垂直,尽可能使各向异性伪像最小化。
3. 平面内引导一般能更好地显示针尖;当使用平面外引导时,需要非常谨慎地确定针尖到达的位置。

参考文献

1. Daley E, Bajaj S, Bisson L, Cole B. Improving injections accuracy of the elbow, knee, and shoulder: does injection site and imaging make a difference? A systemic review. *Am J Sports Med*. 2011;39:656–662.

2. Lento PA, Strakowski JA. The use of ultrasound in guiding musculoskeletal interventional procedures. *Phys Med Rehabil Clin N Am*. 2010;21:559–583.

3. Malanga G, Mautner K. *Atlas of Ultrasound-Guided Musculoskeletal Injections*. New York, NY: McGraw-Hill; 2013.

4. Peck E, Lai JK, Pawlina W, Smith J. Accuracy of ultrasound guided versus palpation-guided acromioclavicular joint injections: a cadaveric study. *PM&R*. 2010;2(9):817–821.

5. Smith J, Finnoff JT. Diagnostic and interventional musculoskeletal ultrasound: part 1. Fundamentals. *PM&R*. 2009;1(1):64–75.

第15章

临床应用进展

随着肌肉骨骼超声技术培训的发展,下一步就是在临床实践中应用。这需要配备适当的设备,改善扫查方法,理解手法技巧,并采取必要的措施使这些技术整合以改善患者的护理。

超声设备的配备

配备超声设备是开展临床实践的首要和必需步骤。没有设备几乎无法充分进行临床实践和临床应用。这通常也是从业者要迈出的最大一步,因为它需要相当大的资金投入。目前,超声设备的成本在2~20万美元之间,设备性能与成本呈正比。尽管如此,设备已不断改进至较低成本且便于临床使用,是能提供高质量图像的便携式仪器。

一些优质公司制造了能用于肌肉骨骼医学的超声仪器。对于潜在购买者而言,应谨慎"试用"不同类型的设备以做出最佳选择。这可在会议上进行,直接联系展示设备的厂家,或请设备的其他使用者综合评估。选取一台理想的超声设备取决于个性化需要。然而事实上对于所有从业者,设备都应配有高分辨率宽频线阵探头,其可以提供高质量的图像且有数字储存功能。决定选购最好公司的超声设备也是个性化需求,但建议应先调查哪些公司有最好的售后服务。

扫查培训和技能交流

以往,从业者必须寻找提高肌肉骨骼超声技术的机会。直至最近,大部分住院医师培训计划里仍未将此项内容列入正式培训。随着此学科领域的发展,现在有越来越多的学习方式，包括教学课程、指导书籍、期刊论文和在线视频，也有越来越多的讲师来传授他们的经验。寻找兴趣相投的伙伴也非常重要，经常与其他相关领域的从业者进行网络交流可以获得在经典期刊或教科书中没有的实践经验，但这些都无法替代上机实践操作。

参加实践课程

许多机构能提供大量学习肌肉骨骼超声和神经肌肉超声的课程。这些可以通过专门的学习班或各种医学大型会议获得，包括运动医学、物理医学、康复学、放射学、风湿病学、神经病学，以及其他许多与肌肉骨骼相关的学科。在许多情况下，该领域的专家们在这些可进行实践教学监督和反馈评价的学习班中进行指导和直接示教。学习班的数量也在逐渐增加，甚至每月都有学习的机会。许多学习班是按照不同的经验水平定制的，所以在注册前应先判断难度等级。

参加超声会议和学习班的额外收获是能有机会与同一领域的学者和兴趣爱好者进行面对面交流或网络交流，并且能够从其他学者的经验中获得许多知识。参加学习班是学习或提升新技能的绝佳方法。

学习解剖

在超声评估中，精细的解剖知识是不可取代的。这需要相当多的实践练习，才能在使用二维灰阶图像的基础上构建出可靠的三维立体解剖结构。在朋友、家人及其他能接受的人员身上进行反复扫查练习有助于提升技能。回归到解剖实验室对深化认识解剖结构有很大帮助。有随手可及的解剖书并能经常翻阅，也是提升技能的必要手段。

将超声纳入临床实践

临床实践管理

专家监督在实践学习课程中非常有用，但在真正的临床环境中没有专家复审。学习班对住院医师的培训是规范的，但对脱离临床实践的学习者来说，开展肌肉骨骼超声的临床应用会比较困难，而找到经验丰富的超声导师能提供很大帮助。

在获得足够经验前需限制检查范围

肌肉骨骼超声涵盖的内容很广泛。多数情况下，对身体多个部位的超声熟练扫查需要多年的培训和实践。最好先将临床实践范围限制于熟练的范畴。如果在未充分掌握好解剖知识的范畴内实践，容易提供错误诊断。随着技能的不断提高，临床实践范围可以逐步扩大。在临床实践初期，对身体每个部位列出需要评估的重要结构的清单非常有帮助。

获取有效认证

可以通过一些机构,包括能完成实践测试的个人或研究室进行认证和鉴定。通过社会获得的各种认证或鉴定可能不被所有的第三方机构认可,但在许多情况下,对培训能力一定程度的认可很有必要。

超声可提供病史和查体以外的疾病信息

临床操作者绝不能仅通过肌肉骨骼超声图像而确立诊断,应结合详细的病史和体格检查。肌肉骨骼结构中的病理改变几乎与主诉没有关联。清晰了解该声像图所处的临床背景将显著提高超声检查的效率。

超声的使用应起到提高临床对肌肉骨骼评估的效果,而不是使其更具挑战性。提高肌肉骨骼超声技术的确切方法之一,是提高对肌肉骨骼医学总体知识的认识。同样,使用超声进行引导穿刺可以提升已开展的介入技术水平。

了解局限性

任何诊断方法都是有局限的,任何人的个人技能也会有局限。从业者应了解这些局限性,并寻求其他的诊断方法,或在适当情况下进行会诊。每一个医疗问题都不能靠单一的诊断方法来解决。

与时俱进

随着先进技术的发展和成像质量的不断提高,肌肉骨骼超声领域在迅速变化。尽管有大量诸如教科书、网站、播客、期刊论文和教学讲座等一类的可用资源,但要做到与不断更新的知识库保持同步,仍需不断努力,发展致力于推进肌肉骨骼超声技术的机构也极具意义。

总结

检查者在进行肌肉骨骼超声实践的初期可能会感到恐惧,但严格执行操作规范能增加信心。利用可用的教育资源,与其他有兴趣的从业者交流,找到富有经验的导师并定期实践均可以帮助获得持续进步。肌肉骨骼超声是一个非常有意义的学科,通常能帮助获得很高的患者满意度并改善患者的管理(图 15.1)。

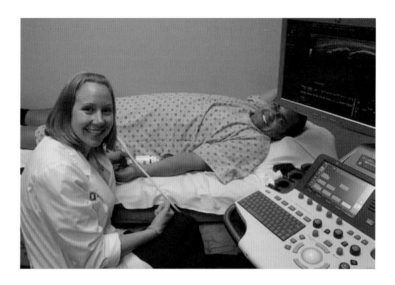

图 15.1　图示为一次愉快且成功的肌肉骨骼超声实践。

索 引